民间偏方

养生治病 一本通

主编

张　伟（主任医师）

满　江（主任医师）

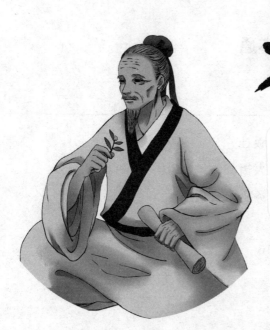

U0200639

河北科学技术出版社

·石家庄·

图书在版编目（CIP）数据

民间偏方养生治病一本通 ／ 张伟，满江主编. ——石
家庄：河北科学技术出版社，2012.4（2020.11重印）

ISBN 978 - 7 - 5375 - 5148 - 9

Ⅰ．①民… Ⅱ．①张… ②满… Ⅲ．①土方-汇编
Ⅳ．①R289.2

中国版本图书馆CIP数据核字（2012）第030566号

民间偏方养生治病一本通

张 伟 满 江 主编

出版发行：河北科学技术出版社

地　　址：石家庄市友谊北大街330号（邮编：050061）

印　　刷：三河市金泰源印务有限公司

经　　销：新华书店

开　　本：710×1000　1/16

印　　张：19

字　　数：240千字

版　　次：2012年6月第1版

印　　次：2020年11月第2次印刷

定　　价：89.00元

对医者来说用药如用兵，如果把那些出于名医之手的医药方剂视为正规部队，偏方便是游击队，同样为患者解除痛苦。偏方是原生态，是现代方剂和新生药物取之不尽的源泉。自神农氏尝百草以来，经历五千年的风雨洗礼，留下来的偏方变成了医学界的一朵最绚丽的奇葩。"小偏方治大病"之说，有口皆碑，深入人心。例如：一杯白开水就能止住打嗝；一块生姜治百病；刚摘下的绿叶就能使癫痫患者马上苏醒……这些民间的偏方简单易行，疗效显著，方便实用，甚至很多偏方不花分文就能治好疑难杂症，使西医不得不承认中医之神奇。这些偏方都是五千年中华民族智慧的结晶，是先辈们长期积累下来的宝贵财富，是我们的"国宝"，更是我们中国人的骄傲。作为一个中国人，我们有义务保护好祖先留下的"国宝"，有责任让它闪耀出更辉煌的光芒照亮世界，济世救人，造福人类。

我们本着"撷取精华，切与实际，灵验实效，简便易行"的原则，编写了这本《民间偏方养生治病一本通》，本书以科为纲，以病统方，分为内科、外科、肿瘤科、妇科、男科、儿科、五官科、皮肤科、美容科。将各种疾病的症状、病因、特点、中医辨证论治，及每种病的配方、制用法和功效主治等做了系统地分析，条目清晰，简明扼要，适合大众日常保健的需求。本书既适合医生用于临床，又适合广大百姓自学自用，无论有无医学知识，让你一看就懂，一用就灵。

本书中将尽显中国偏方之神奇妙用，例子比比皆是。我们也期待《民间偏方养生治病一本通》能深入到每个家庭，作为广大读者的家庭"医疗顾问"。基于对广大读者负责任的态度，本书推荐给慢性病或者初病的患者使用，对于较重的病症，编者建议患者接受专业医师的诊治，以免延误病情。

编　者

第一章　闲话偏方：方小效果大

● 华佗用紫苏煎汤解蟹毒 / 004

● 太医用车前子粥治腹泻 / 005

● 慈禧用茯苓饼养生美颜 / 007

● 武则天用偏方当"洗面奶" / 008

● 光绪帝用偏方当"洗发水" / 010

● 公主用偏方当"口服液" / 012

第二章　偏方益寿，补养五脏

● 补心养阴方 / 016

● 温补心阳方 / 018

● 滋补肝阴方 / 020

● 温补肝阳方 / 022

● 滋阴补脾方 / 024

● 温脾补阳方 / 026

● 滋阴补肺方 / 028

● 温补肺阳方 / 030

● 滋阴补肾方 / 032

● 温补肾阳方 / 034

第三章　常见病症偏方

● 发　热 / 038

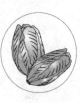

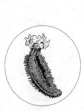
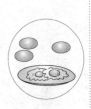

民
间
偏
方
养
生
治
病
一
本
通

● 咳　嗽 / 040

● 呕　吐 / 042

● 胃　痛 / 044

● 消化不良 / 046

● 腹　泻 / 048

● 头　痛 / 050

● 眩　晕 / 052

● 失　眠 / 054

● 神经衰弱 / 056

第四章 内科疾病偏方

● 感　冒 / 060

● 哮　喘 / 062

● 支气管炎 / 064

● 肺结核 / 066

● 高血压 / 068

● 低血压 / 070

● 冠心病 / 072

● 心绞痛 / 074

● 动脉硬化 / 076

● 胃　炎 / 078

● 胃下垂 / 080

● 胃、十二指肠溃疡 / 082

● 痢　疾 / 084

● 便　秘 / 086

● 肝　炎 / 088

● 肝硬化 / 090

● 慢性胆囊炎 / 092

● 胆石症 / 094

● 肺　炎 / 096

● 肺气肿 / 098

● 胸膜炎 / 100

● 慢性肾炎 / 102

● 肾结石 / 104

● 肾病综合征 / 106

第五章　外科疾病偏方

● 痔　疮 / 110

● 脱　肛 / 112

● 肛　裂 / 114

● 疝　气 / 116

● 疮　疡 / 118

● 疥　疮 / 120

● 颈淋巴结结核 / 122

● 慢性阑尾炎 / 124

● 破伤风 / 126

● 烧烫伤 / 128

第六章　肿瘤科疾病偏方

● 食管癌 / 132

● 胃　癌 / 134

● 肠　癌 / 136

● 肝　癌 / 138

● 肺　癌 / 140

● 鼻咽癌 / 142

● 乳腺癌 / 144

● 宫颈癌 / 146

民间偏方养生治病一本通

● 白血病 / 148

● 膀胱癌 / 150

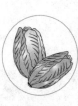

第七章　妇科疾病偏方

● 痛　经 / 154

● 月经不调 / 156

● 闭　经 / 158

● 子宫脱垂 / 160

● 子宫颈炎 / 162

● 白带增多症 / 164

● 阴道炎 / 166

● 盆腔炎 / 168

● 宫颈糜烂 / 170

● 产后恶露 / 172

● 缺　乳 / 174

● 回　乳 / 176

● 产后诸症 / 178

● 避　孕 / 180

● 不孕症 / 182

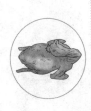

第八章　男科疾病偏方

● 阳　痿 / 186

● 遗　精 / 188

● 早　泄 / 190

● 性欲低下 / 192

● 附睾炎 / 194

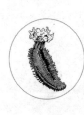

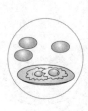

第九章　儿科疾病偏方

◉ 小儿厌食 / 198

◉ 小儿惊厥 / 200

◉ 小儿咳嗽 / 202

◉ 小儿感冒发热 / 204

◉ 小儿痢疾 / 206

◉ 小儿夜哭 / 208

◉ 小儿腹泻 / 210

◉ 小儿遗尿 / 212

◉ 鹅口疮 / 214

◉ 小儿流涎症 / 216

◉ 佝偻病 / 218

◉ 儿童多动症 / 220

◉ 新生儿黄疸 / 222

◉ 消化不良 / 224

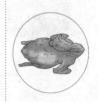

第十章　五官科疾病偏方

◉ 沙　眼 / 228

◉ 青光眼 / 230

◉ 老年性白内障 / 232

◉ 耳　鸣 / 234

◉ 耳　聋 / 236

◉ 鼻　炎 / 238

◉ 咽喉炎 / 240

◉ 牙　痛 / 242

◉ 牙周病 / 244

◉ 口　疮 / 246

◉ 口　臭 / 248

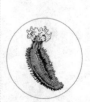

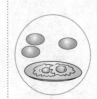

民间偏方养生治病一本通

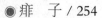
● 失　音 / 250

第十一章　皮肤科疾病偏方

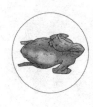

● 痱　子 / 254
● 冻　疮 / 256
● 痤　疮 / 258
● 湿　疹 / 260
● 脱　发 / 262
● 白　发 / 264
● 鸡　眼 / 266
● 雀　斑 / 268
● 癣 / 270
● 白癜风 / 272
● 梅　毒 / 274
● 尖锐湿疣 / 276
● 带状疱疹 / 278

第十二章　美容偏方

● 减肥轻身方 / 282
● 润肤白面方 / 284
● 润发香发方 / 286
● 洁齿白牙方 / 288
● 祛斑洁面方 / 290
● 悦颜去皱方 / 292

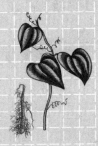

MINJIAN PIANFANG YANGSHENG ZHIBING
YIBENTONG

闲话偏方：
方小效果大

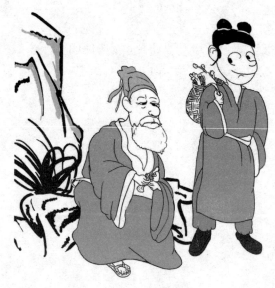

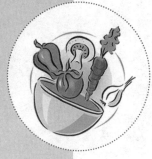

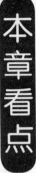
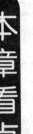

本章看点 ▼

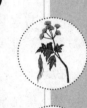

- ● 华佗用紫苏煎汤解蟹毒
- ● 太医用车前子粥治腹泻
- ● 慈禧用茯苓饼养生美颜
- ● 武则天用偏方当"洗面奶"
- ● 光绪帝用偏方当"洗发水"
- ● 公主用偏方当"口服液"

华佗用紫苏煎汤解蟹毒

据说有一天，名医华佗在一家酒店里小饮，碰巧遇到一群年轻人正在进行吃螃蟹比赛，吃空的蟹壳都堆成了一座小山。华佗深知螃蟹的性味，就上前劝他们说：吃多了会闹肚子，甚至会有生命危险。这群年轻人不但不听他的劝告，反而越发吃得不亦乐乎。

当天晚上，这群年轻人和华佗都投宿在这家酒店里。果然不出华佗所料，半夜里，吃螃蟹的那几位年轻人大喊肚子痛，有的痛得抱着肚子在地上直打滚。由于当时还没有治疗这种疾病的良药，华佗很着急。忽然，华佗想起一次他在采药时，见到一只小水獭吞吃了一条鱼，肚子撑得像鼓一样。它一会儿下水，一会儿上岸，显得很难受。后来，它爬到岸上，吃了些紫色的草叶，不久便没事了。

华佗想，那种紫色的草叶能解鱼毒，应该也能解蟹毒，不妨试试。于是他立即唤醒徒弟到郊外去采了些那种紫色的草，又立即煎汤给那几个年轻人服下。过了一会儿，几个年轻人的肚子果然不痛了。年轻人这才知道他就是名医华佗，个个对他的医术赞不绝口，并拱手称谢。

华佗心想，这种草药还没名字，患者吃了它确实会感到舒服，今后就叫它紫舒吧！意思是服后能使腹中舒服。因为字音相近，又属草类，后人就把它称作了紫苏。紫苏目前仍是民间用于治疗食鱼蟹中毒的常用中药。

华佗不仅用紫苏治过蟹毒，他还用青苔治过蜂毒呢。有一次，华佗在行医途中看到一位大姐在路旁痛哭，以为她病了，急忙上前，只见她眼睛、鼻子肿得一样平，双眼成了一条缝，华佗一看方知是为马蜂所蜇。可是药箱里没有治疗马蜂毒的特效药，怎么办呢？他寻思着，忽然眉头一展，有了主意，连忙叫徒弟到茅房后边阴暗的地方寻了些绿苔。华佗很快把绿苔揉碎，敷在那女子脸上。转眼间，那女子就说感到阴凉，不痛了。华佗嘱咐那女子，让她自己回家后再用绿苔敷几次，几天后那妇女的脸果然就好了。回去后华佗的徒弟不明白其中的奥妙，问师傅怎么知道绿苔可以治蜂毒，是不是哪本药书上有记载。于是，华佗就给他讲了为什么绿苔能治蜂毒的原因。

华佗说，有一年夏天，他正在屋巷口纳凉，看到一只蜘蛛在巷口结网，忽然空中飞来一只大马蜂，落在了蜘蛛网上。蜘蛛爬过来，伏在马蜂身上，想吃马蜂肉，但被马蜂蜇了一下，蜘蛛立刻缩成一团，肚皮肿了起来。后来，蜘蛛从网上掉下来，落在绿苔上打了几个滚，把肚皮在绿苔上擦了几下，肚皮就消肿了。它重新爬上网去吃马蜂，又被马蜂蜇了一下，蜘蛛又跌下来爬在绿苔上面滚了几下，擦了几擦，再一次爬上网跟马蜂斗。这样上下往返了三四次，后来终于把马蜂吃掉了。华佗就想马蜂毒属火，绿苔属水，水能克火，所以绿苔能治蜂毒。于是，用绿苔治蜂毒的偏方便流传后世了。

太医用车前子粥治腹泻

据《苏沈良方》记载，北宋大文豪欧阳修有一次得了急性腹泻症，虽说不是什么大病，但太医院的大夫对其却束手无策。他夫人听说集市上有位老中医卖治疗腹泻的药，三文铜钱一帖，服过此药的人都说效果很好，就让欧阳修买一帖吃吃看。欧阳修说："咱们这些人的体质，和一般的劳动之人不一样，他们敢吃的药，我们却不可以轻易尝试，以免出现意外。"可是他的夫人却瞒着他买了一帖，搅在太医院医生开的处方中，给欧阳修服下。结果，一剂药喝下去，欧阳修的腹泻就全好了。

病好以后，欧阳修的夫人才如实相告，欧阳修听后忙命人把卖药的老中医叫来，并许以重金求其良方。那老中医经不住百般恳求，才说："这方是用车前子一味，碾成细末，每次二钱，搅在稀米粥里服下，治疗水泻（解水样便）很灵验。"小小车前子，竟有如此功效！

其实，《神农本草经》中就有车前子的记载。车前子是车前草科植物车前或平车前的种子，其性味甘寒，入肾经、膀胱经，可利水、清热、祛痰、明目。治疗暑湿泻痢、小便不通、尿血、淋浊带下、咳嗽多痰、湿痹、目赤障翳。可入汤剂，入丸散，或煎汤外用，或研末外撒。

凡事都有两方面，车前子也不例外。毋庸置疑，车前子具有良好的止泻效果，但并非对所有的腹泻都有效。因其性寒，可利水，主要用来治疗湿热或暑湿所致的腹泻，而对于寒湿、食滞、肝气乘脾、脾胃虚弱、肾阳虚衰所致的腹泻应慎用或禁用。从现代医学角度来讲，其治疗急性胃肠炎具有较好的疗效，但不能单独用于治疗痢疾。痢疾时腹痛明显，伴里急后重、痢下赤白黏液，且便后痛不减。而且应当明记，车前子虽是单味中药，但使用时亦应在辨病与辨证的基础上使用。

历史上妙用偏方治病的例子还很多很多，我们在这里就不再一一举例。总之，我们一定要正确、有效地利用好老祖先留给我们的中医宝藏，让小偏方更好地为我们的养生之路保驾护航。

慈禧用茯苓饼养生美颜

"茯苓夹饼"现在是北京名特食品。因为慈禧爱吃，并且治好了老佛爷的头痛病，所以身价百倍，大多来北京的人都要买上几盒带回去。它在老佛爷的眼中可是名副其实的小偏方呢！

北京城外的香山有个法海寺。早年寺内的老方丈素有"老寿星"之称。多少年来到此进香的人，就听说老方丈已九十九岁了。若问他到底多大岁数，他连自己也说不清了。但是老方丈精神特好，每天除了坐禅、练功，就是上山采药。他除了吃松子，便是吃自己亲手烙的不知名的小圆饼儿。

这一年，慈禧在香山行宫养病，听说了此事，但是慈禧哪肯放下老佛爷架子，还是叫人用轿子将老方丈抬进了香山行宫。慈禧还算客气，善待了老方丈，临走时，老方丈才向太后进献自己亲手制作的圆饼数枚。慈禧连吃三枚，便觉精神清爽许多。三天过后，心疼病一扫而光。这时候，她才想着应该躬身下问，自己亲访老方丈。一来略表谢意，二来如果能将这小饼饼的制作方法讨过来，那是最好不过的。于是次日清晨，慈禧便来到法海寺。一进庙门，就闻到奇香冲鼻而来，她径自走向方丈禅房，这才发现老方丈正在烙制自己前日吃过的小圆饼。见太后驾临，方丈急忙迎接。慈禧好生慰问一番，方才请教此物底细。老方丈说："人生在世不求仙，五谷百草保平安。此饼乃是老衲所采茯苓所制，名曰'茯苓饼'，有养生健身奇效。"说着说着，他又取来自己采集之物给太后观看。太后连声称赞，并熟记在心。慈禧回京之后，把御医和御膳房名厨叫来，如此这般一说，限令他们试制"茯苓饼"。时隔不久，美食就献于太后面前了。御医研讨后的制作方法，被载入太医院"仙方册"中，御膳房制作"茯苓饼"的名厨也得到了重赏。据一些在慈禧太后身边服侍多年的人回忆说，老佛爷自从经常进食"茯苓饼"后，还真的返老还童了。她不仅很少犯心疼病，而且头发也由白变黑了。

茯苓有何好处？根据中医古书记载，人常吃茯苓有安神、益脾、利水、渗湿诸功能，对脾虚、失眠、心悸、水肿更佳，对妇女及老年人滋补最好。下面将茯苓饼的具体制作方法详细介绍：淀粉 500 克，精面粉 125 克，核桃仁 1875 克，绵白糖 1875 克，蜂蜜 925 毫升，桂花 125 克，食用油适量。核桃仁切成细末。锅中加入蜂蜜和绵白糖熬熔，蒸发掉一些水分，加入核桃仁末、桂花调拌成为馅料。淀粉放入盆里，加入面粉拌匀，再加入适量清水搅拌成面浆。烘盘放在火炉上烧热，底面擦匀食用油，取面浆一汤匙放在烘盘中间摊匀，盖上烘盘盖，数秒钟后打开，取出烘熟的皮子。皮子平放在案板上，加入馅料 40 克摊开摊平，四周要小于皮子，然后再盖上一张皮子即成。

武则天用偏方当"洗面奶"

现在的"洗面奶"品牌各种各样，有本土的，有国际的，那些手掌大小就要千元一瓶的也早已走进了寻常百姓家。虽然品牌辈出，但有一句话却是很多人的共同感受：现在很多东西越来越不及原来的质量好。比如电脑主机箱，在 20 世纪 90 年代的时候，机箱坚硬得能站人。可如今呢？别说站人，就是拿在手里都感觉"弱不禁风"，确实要"轻拿轻放"。这里且不说这些铁制的"硬"件和那些"洗面奶"的"软件"质量如何，与其花大把的钞票去买那些质量不能保证的"洗面奶"，还不如留心我们身边的一草一木——价格低廉又无不良反应的绿色美容品。说起用本草美容，不仅想起令很多现代女性都艳羡的人——一代女皇武

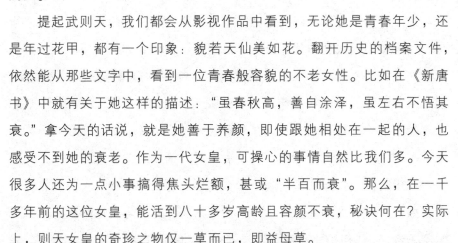

则天。

提起武则天，我们都会从影视作品中看到，无论她是青春年少，还是年过花甲，都有一个印象：貌若天仙美如花。翻开历史的档案文件，依然能从那些文字中，看到一位青春般容貌的不老女性。比如在《新唐书》中就有关于她这样的描述："虽春秋高，善自涂泽，虽左右不悟其衰。"拿今天的话说，就是她善于养颜，即使跟她相处在一起的人，也感受不到她的衰老。作为一代女皇，可操心的事情自然比我们多。今天很多人还为一点小事搞得焦头烂额，甚或"半百而衰"。那么，在一千多年前的这位女皇，能活到八十多岁高龄且容颜不衰，秘诀何在？实际上，则天女皇的奇珍之物仅一草而已，即益母草。

益母草为唇形科植物，为一年或二年生草本，从其生长来看，山野荒地、田埂、草地等处就能见到它们的身影，辽阔的祖国疆域，大部分地区均有分布。一般在夏季生长茂盛，在花未全开时采摘，其味辛苦、凉，具有活血、祛瘀、调经、消水之功效。是很好的妇科良药，可以治疗妇女月经不调、胎漏难产、胞衣不下、产后血晕、瘀血腹痛、崩中漏下、尿血、泻血、去死胎、行瘀生新、下乳等。从这些病症就可以看出益母草之所以"益母"，就是因为其"有益于妇人不浅"。

提到一代女皇武则天，很多人对其所用之"圣物"大多有一种仰观的心理，实则不然，益母草养生保颜就是明证。不仅因其在养生上的奇功，而且还因为益母草采集方便，所以，后世医书将"益母草泽面方"更名为"神仙玉女粉"进行了收录。具体怎么做成的呢？这里做一个简单的介绍。

具体用法：农历五月初五，采下根苗俱全的益母草，去净沙土。然后将不带有任何杂质的益母草晒干，粉碎后过细筛，然后加入适量的面粉和水，调和成鸡蛋大小的团药，晒干。再用黄泥土制成炉子，炉子四边各开一个小孔，炉上层和下层放入炭火，两层之间放置药丸，并点火烧制。大火烧 20 分钟左右，改用文火慢慢煨制 24 小时，中间不能灭火，最后炼出药色洁白细腻的上等药丸。取出药丸并凉透之后，置入瓷钵中，用玉锤（或鹿角锤）研粉，过细箩，再研，如此反复。最后将玉粉或鹿角粉掺入药内，放入瓷瓶内密闭以待用。益母草尽管功效显著，而且从其性味上看也是味辛、甘，气微温，无毒，但要明确的一点是，此草虽有能佐补药以收之功，并非可擅作补品之物，故不宜多用。大约入诸补剂之中，以三钱为率，可从中再减，断不可此外更增。

从中药的药性归属来看，益母草属于是"活血理血"一类药，外用入洗面药，则可令颜面光泽，还可治疗粉刺、黑斑等皮肤病。唐代大医学家王焘说："初用此药洗面，觉面手滑润，颜色光泽。经十日许，特异于女面，经月余生血色，红鲜光泽异乎寻常。如经年久用，朝暮不绝，后四五十岁妇人，如十五岁女子。"从这段话的叙述，我们不仅知道了则天皇帝青春永驻的秘诀，同时，也再次感受到了益母草平凡中孕育着的神奇力量。

光绪帝用偏方当"洗发水"

光绪帝，尽管在政绩上因为慈禧的垂帘听政等诸多原因，没有特别突出的表现，但有一件事却轰动一时。即 1980 年，光绪帝的陵墓开放，很多人都惊奇地发现，光绪帝虽然死亡了 80 余年，但其头发却乌黑若漆而且修长。由此，今天的爱美人士多了一些追问：那个时候远没有今天这么多国际性品牌，没有这么高的科技水平，为什么能在美发护发方面有如此不俗的表现呢？

清德宗光绪帝的美容产品显然不比现代女孩们化妆用品少，几乎涵盖了体表的每一个部位。这里，就他用的"洗发水"先作一个介绍和说明。光绪帝的洗发水基本上都没有肤浅地针对头皮屑，而是定位到了头发要生长得长，要乌黑漂亮，而且可以防止脱发的角度，可以说，这也是今天很多爱美人士追求的一个目标。那么，光绪帝到底用了什么良方呢？这里具体给你说说。其一：东行枣根 3 尺，横放在蒸锅上，蒸之使其两头出汁，收取后涂在头发上，则可以促进头发生长；其二：用桑叶、麻叶，煮水洗发，据传，此方对于生发长发很有奇功，甚至有"洗发 7 次，可长数尺"之说；其三：榧子、核桃 3 个，侧柏叶 1 两，共捣烂，泡在水里洗头，效果也非常好。

从贵为皇帝用的这些东西，人们再次加深了这样的认识：贵的不一定就好，适合你的才是最好的。光绪帝用的这些东西也并不难找，可谓是随手拈来，简单调理就能生奇效。据清宫医案等相关记载表明，光绪帝经常用这三个方剂洗头，而且还受到慈禧的青睐。这就不难明白光绪帝头发发质之好的道理所在了。

据说，除此之外，大太监李莲英还研制上呈了一个防止"白头发"的洗头方剂。据说跟上面的方剂一样，是属于"纯中药制剂"，是本草的一种组合妙用。方剂是怎么回事儿呢？据说，是用五倍子 1 两，官粉、铜花、明矾各 1 钱，白面 5 分作为配方制作的。先将五倍子打碎，用水洗净，晾干后入铜锅内炒，一定要掌握火候。炒的时候，先起黑烟，再起黄烟，见青烟起即取出来用布包好。压成一块，随即研成细末，将其他那几味药和在一起，再研为细末放在瓷罐中，用的时候，每次十分精确地称 1 钱 4 分，加入食盐 1 分，用好的白酒调匀成糨糊状。尽管配方不同，调制稍有区别，但接下来的用法就跟今天的染发膏相类似了。即先将头发洗净，将药均匀地涂上，等干了后再洗去那些药，肉皮上如果不慎染上黑色，则可以用香灰擦拭掉，这大概就是早期的"染发膏"。

公主用偏方当"口服液"

说到太太口服液，很多现代女性没有买过但都喝过，或许得益于老公的恩爱，或者因为孝顺的儿女，只管功效没有再顾及什么名称是"太太"还是"母亲"。大家知道，叫"太太口服液"的东西是最近几年才有的事儿，但要说往回看，早在一千多年前的唐代就已经有了真正意义上的"太太口服液"，而且其功能怕是一点不比今天的差，那是什么呢？这就是今天要为你介绍的"沙苑蒺藜"。

先给大家透个底，沙苑蒺藜茶说到底就是一种"药茶"。药茶者，一说即宫中所谓代茶饮也。所谓代茶饮，准确地说就是可以直接饮用的药物加入茶叶，然后置入沸水中煎煮或者用滚开的水冲泡。据说，这样的方式从唐代已经有了，到了宋代的时候已经很兴盛，估摸就跟今天的很多地方有喝早茶、下午茶的相类似。那时候的喝茶绝不仅仅是附庸风雅，更为主要的就是祛病健身。比如孙思邈的门人就根据《千金方·食治》为依据，在撰写的《食疗本草》中就载有"热毒下痢""腰痛难转"的药茶验方；在明代李时珍的《本草纲目》中，也记载有"痰喘咳嗽茶"；清代则有"代茶汤"；此外，还有什么和胃代茶饮、安神代茶饮、板蓝根茶、胖大海茶等。

那么，今天说到的沙苑蒺藜茶是怎么回事儿呢？话说当年唐玄宗有一个女儿叫永乐公主，拿今天的话说，这个永乐公主可谓是生下来就不好带，长得是瘦弱干瘪，一点没有公主的貌相，自然是体弱身衰。后因为躲避战乱，就到了陕西的大荔县沙苑，每天就用当地的蒺藜泡茶喝。不想从此以后，永乐公主竟然出落得貌美如花，而且身材丰腴。所以，这道可以称作是"太太口服液"的"沙苑蒺藜茶"又叫"永乐公主沙苑蒺藜茶"。

至此，很多人就要问了，这个蒺藜到底为何物？蒺藜为豆科植物扁茎黄芪的成熟种子，秋末冬初果实成熟尚未开裂时采割植株，晒干，打下种子，除去杂质，晒干。以粒大饱满、色绿褐者为佳。蒺藜根据不同炮制方法分为沙苑蒺藜、盐沙蒺藜、炒沙苑蒺藜，炮制后贮干燥容器内，密闭，置通风干燥之处。本品与刺蒺藜子叶形相似，故有蒺藜之名。"沙苑"是就其产地来说的。

　　吊了半天的胃口，很多人都想知道，现在还有这个配方吗？其实配方不仅真有而且还非常简单：沙苑蒺藜 1 两，开水冲泡，代茶饮之即可。蒺藜属于药食两用食物，如果长期代茶频饮，主治肝肾不足、腰膝酸痛、遗精早泄、遗尿尿频、头昏目暗、耳鸣眩晕、白带过多。具有润肤健体、美容悦颜之功效。适用于平素消瘦、身体虚弱者，但阴虚火旺及湿热下注之遗精、膀胱湿热之淋浊带下禁服。

第二章 DIERZHANG

偏方益寿，
补养五脏

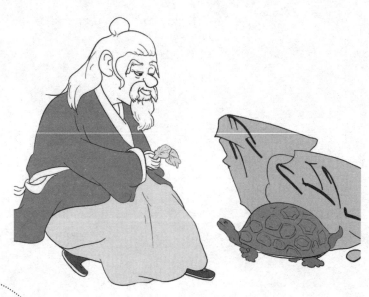

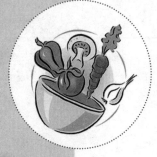

本章看点 ▼

● 补心养阴方　● 温补心阳方

● 滋补肝阴方　● 温补肝阳方

● 滋阴补脾方　● 温脾补阳方

● 滋阴补肺方　● 温补肺阳方

● 滋阴补肾方　● 温补肾阳方

补心养阴方

　　补心养阴之法适用于心阴虚证，心阴虚证指阴液亏损，心与心神失养，虚热内扰，以心烦、心悸、失眠及阴虚症状为主要表现的虚热证候。多因思虑劳神太过，暗耗心阴；或因温热火邪，灼伤心阴；或因肝肾等脏阴亏，累及于心所致。

　　心阴虚常用药物：天冬、麦冬、玉竹、玄参、生地、丹参、当归、柏子仁、首乌、枸杞子、龟板等；常用中成药或方剂有天王补心丹。

 清蒸玉竹鸡

【配方】净母鸡1只，玉竹25克，水发香菇、冬笋片各30克，火腿片25克，料酒75毫升，精盐、味精各适量，清汤1000毫升。

【制用法】先将玉竹洗净，再将鸡剁去爪，剖开背脊，抽去头颈骨（留皮）。然后将鸡下开水锅汆一下取出，洗净血秽，鸡腹向上放在碗内，加入清汤、味精、精盐、料酒，鸡上面放入香菇、笋片、火腿片。上笼蒸至八成熟时，放入玉竹片，继续蒸至鸡酥烂时取出即成。

【功效】养阴润燥，生津止泻，适用于男子更年期心阴亏虚而致烦渴、虚劳发热、小便频数等症及病后体虚者食用。

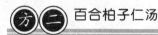 **百合柏子仁汤**

【配方】松花蛋（鸭蛋）150克，番茄200克，黄豆粉10克，菜籽油10克，鲜汤适量。

【制用法】选老皮蛋切成6瓣，裹上干豆粉（黄豆粉），下入油温较高的油锅微炸；番茄切片；将鲜汤放入锅内烧开，吃味；放入皮蛋稍煮，加入番茄再煮片刻起锅即成。

【功效】滋补心阴、健脾开胃，适用于夏季口渴心烦、小便黄少等病症。

 苦瓜瘦肉汤

【配方】苦瓜 250 克，猪瘦肉 100 克，盐适量。

【制用法】苦瓜洗净，去瓤，切块状；猪瘦肉洗净，切片；锅中加入适量水，放入苦瓜与猪肉片，先用大火煮沸，再用小火煮至熟烂，最后加适量盐调味即可。

【功效】清心火，适用于暑伤心肾阴液所致的心烦躁、口渴欲饮等症。

 山药桂圆粥

【配方】生山药 100 克，桂圆肉 15 克，荔枝肉 3 个，五味子 3 克，粳米 50 克，白糖 30 克。

【制用法】粳米淘洗干净，泡好备用；山药刮洗干净，切成小薄片；桂圆肉、荔枝肉、五味子均洗净备用；锅中加入约 1000 毫升冷水，将粳米、山药片、桂圆肉、荔枝肉、五味子一起放入，用小火煎煮；待米烂粥稠时，用

白糖调好味，稍焖片刻即可。

【功效】滋补心肾、安神益智，适用于心肾阴虚所致的腰膝酸软、潮热盗汗、手足心热、心悸心烦、失眠多梦、头晕、耳鸣等。

 大枣乌梅汤

【配方】大枣 10 枚，乌梅 5～10 枚，冰糖适量。

【制用法】共煎汤，分 2～3 次服用。

【功效】补心滋阴，益气敛汗，适用于心阴亏虚所致的烦热口渴、气短神疲，还可治疗阴虚盗汗之症。

 地黄枣仁粥

【配方】生地黄、酸枣仁各 30 克，粳米 100 克，白糖适量。

【制用法】酸枣仁加水研末，取汁 100 毫升。生地黄加水煎取 100 毫升药汁，去渣。将酸枣仁汁、生地黄汁与洗净的粳米同煮成稀粥，加白糖少许，调匀即可。

【功效】生津止渴，养心安神。适用于心阴亏虚所致的心悸失眠或潮热盗汗等。

温补心阳方

温补心阳之法适用于心阳虚证。心阳虚证指心阳不足，温煦失职所表现的证候。心之阳气不足，虚寒内生所引起。临床以胸闷胸痛，心悸冷汗，恶寒肢冷为主要表现的证候。常见于心悸、胸痹、奔豚气及西医的心律失常、冠心病、充血性心力衰竭、休克等疾病。

心阳虚常用药物：人参、附子、肉桂、黄芪、白术、炙甘草等；常用中成药和方剂有参附汤、四逆汤。

 鹿茸香菇菜心

【配方】水发香菇 200 克，青菜心 300 克，鹿茸片 2 克，玉兰片 50 克，白酒 2 升，姜末 10 克，猪油 75 克，味精、精盐、料酒、清汤各适量。

【制用法】鹿茸片加白酒，分 2 次浸泡，得鹿茸浸泡酒液。浸泡后的鹿茸片留取备用。将锅放在火上，加入猪油，油热时，先将姜末下锅炒一下，随将香菇、青菜心、玉兰片下锅，用勺煸炒，加入味精、料酒、精盐，清汤及鹿茸白酒提取液，用勺搅拌收汁。汁浓时，勾入小流水芡，起锅盛在盘内，把留出的鹿茸片点缀在菜上。佐餐食用。

【功效】补阳益心。适用于心阳不足所引起的气短乏力、阳痿、滑精、腰膝酸冷、眩晕耳鸣等病症。

方二 人参当归猪心汤

【配方】猪心 1 个，人参 10 克，当归 15 克。

【制用法】人参、当归洗净切片，猪心去肥脂，洗净，把人参、当归纳入猪心内，放入炖盅内，加开水适量，炖盅加盖，置锅内用文火隔开水炖 3 小时，调味食用。

【功效】益气养血、补心安神。用于神经衰弱属心气不足、心血虚少者。症见面色无华、心悸失眠、健忘多梦、自汗盗汗、头晕目眩、四肢无力、气短懒言。

 人参桂心粥

【配方】人参 6 克，桂心 15 克，粳米 60 克。

【制用法】先将人参、桂心水煎取汁，备用。粳米洗净，加水煮粥，熟后兑入药汁，再稍煮即成。每日 1 剂，连服 7 剂。

【功效】温经散寒，止痛。用治实寒所致的月经后期，症见小腹冷痛、得热则减、畏寒肢冷、面色苍白等。

 人参菠菜饺

【配方】鲜绞肉 450 克，人参粉 10 克，酱油 15 毫升，糖 10 克，盐 7 克，味精 5 克，胡椒粉少许。

【制用法】将绞肉与调味料搅拌均匀；人参粉对水 180 毫升，分次倒入上料；顺同一方向搅拌肉馅；将肉馅搅拌至上劲即可。

【功效】补气补血，补心安神。适用于气虚无力、心悸、四肢无力等。

 人参百合粥

【配方】白参 5～6 片，百合 50 克，粳米 100 克。水、冰糖各适量。

【制用法】取白参、百合、粳米加适量水浸泡 1 小时许，文火煎煮成粥，粥将成时入冰糖调味食用。每日 1～2 次。

【功效】益气养阴，清心润肺。主治胸闷气短、久咳喘嗽、心烦、失眠、自汗、盗汗、惊悸，以及神经衰弱、肺结核低热等。

 龙眼莲子汤

【配方】莲子 30 克，芡实米 30 克，薏米 50 克，桂圆 8 克，蜂蜜 30 毫升。

【制用法】莲子、芡实米、薏米、桂圆肉加水 500 毫升大火煮开；用小火煮 1 小时；加入蜂蜜即成。

【功效】补心脾，安心神，适用于心脾气血两虚所致的心悸、心慌等症。

滋补肝阴方

　　滋补肝阴之法适用于肝阴虚症，又称肝阴不足，指肝脏阴液亏虚的证候，多由气郁化火，肝病及温热病后期耗伤肝阴，或肾阴不足所致。症见眩晕耳鸣，胁痛目涩，五心烦热，潮热盗汗，口燥咽干，或手足蠕动，经闭经少等。治宜滋阴养肝为主。肝阴虚不能潜阳，多致肝阳上亢或虚风内动。参肝阳上亢，虚风内动条。

　　肝阴虚常用药物：生地、熟地、白芍、首乌、山萸肉、女贞子、旱莲、枸杞、龟板、黑芝麻等；常用中成药或方剂有一贯煎、杞菊地黄丸等。

 龙枸燕窝汤

　　【配方】燕窝50克，冰糖250克，枸杞、龙眼肉各20克。

　　【制用法】将燕窝、冰糖、枸杞、龙眼肉，放于沙锅加水炖30分钟左右，再加入1～2盏炖好的特等血燕炖制2分钟即可。

　　【功效】治肺结核具干咳、盗汗、潮热之症者和气阴两虚神疲乏力等症。

 桑葚苁蓉汤

　　【配方】桑葚20克，肉苁蓉15克，黑芝麻10克，炒枳壳6克。

　　【制用法】将桑葚洗净，与肉苁蓉、黑芝麻、枳壳同下锅内，先用旺米烧沸，后用中小火烧煮，煮约1小时即成。可早、晚分服，每次适量。

　　【功效】滋阴血、补肝肾，养血通便。适用于肝肾阴血亏虚所致的腰酸腿软、健忘失眠、大便秘结等病症。

 参地猪肝汤

　　【配方】党参、当归各15克，酸枣仁10克，猪肝250克，盐3

克，料酒 8 毫升，水淀粉、葱白、姜片各 5 克，味精 2 克。

【制用法】将酸枣仁打碎，连同党参、当归一同放于锅内，加水煎取药汁；姜、葱洗净，姜切片，葱切段；猪肝洗净后切成片，与盐、料酒、味精、水淀粉拌匀；将肝片放入药汁内，先煮至肝片散开，再加入葱白、姜片、料酒，用中火煮熟，调入盐、味精即成。佐餐，适量食用。

【功效】补气养血，养心安神。适用于心血虚型失眠症，对伴有贫血者尤为适宜。湿盛中满，泄泻者忌食。

 首乌猪肝片

【配方】猪肝 300 克，制何首乌 12 克，水发木耳 90 克，青菜 60 克，酱油 30 毫升，料酒 12 毫升，味精 1.2 克，水淀粉 18 克，葱 6 克，姜 2 克，盐、醋、姜、清汤各适量。

【制用法】何首乌去泥尘，切片，按水煮提法，取何首乌浓缩液 10 毫升；将猪肝切成柳叶片，葱切丝、蒜切片，水发木耳择干净，青菜洗净，片成片，用开水

焯一下；木耳、青菜、葱丝、蒜片、酱油、料酒、味精、盐、醋、姜、水淀粉、何首乌提取汁和适量的汤，兑成碗汁；锅内放植物油，在旺火上烧至七八成热，先把猪肝在热水中焯一下，控净水分，下入锅内一过油，熟透后倒入漏勺里。锅底留油，用旺火把猪肝倒回炒锅，随即烹入芡汁，搅拌均匀，淋入少许明油即成。

【功效】补肝滋肾，生精益血，明目乌发。用于肝肾亏虚、精血不足、视力减退、头昏眼花、须发早白、腰腿酸软等症。

 桑葚粥

【配方】桑葚 30 克（鲜桑葚用 60 克），糯米 60 克，冰糖适量。

【制用法】将桑葚洗干净，与糯米同煮，待煮熟后加入冰糖。

【功效】滋补肝阴，养血明目。适合于肝肾亏虚引起的头晕眼花、失眠多梦、耳鸣腰酸、须发早白等症。视力疲劳者如能每日早、晚两餐，较长时间服用，既能消除眼疲劳症状，又能增强体质。

温补肝阳方

　　温补肝阳之法适用于肝阳虚症。肝阳虚证是指肝之阳气不足，疏泄与藏血功能低下，并虚寒内生的病理变化。根据形寒怯冷，指甲淡白，睾冷囊湿，阳痿不举，举而不坚，旋即阳痿，腹满能食，面青目昏，耳聋，善恐，经迟，崩漏，带下清冷，宫寒不孕等，即可辨为肝阳虚证。

　　肝阳虚常用药物：鹿茸、海狗肾、蛤蚧、冬虫夏草、巴戟天、淫羊藿、仙茅、肉苁蓉、补骨脂、胡桃、杜仲、续断、菟丝子等；常用成药或方剂有金匮肾气丸、右归丸、全鹿丸。

 枸杞桑葚枣药饮

【配方】枸杞子10克，桑葚子10克，山药10克，红枣10个。

【制用法】将上述4味药物水煎两次（分头、二汁）。头、二汁相隔3～4小时服。

【功效】补肝肾、健脾胃。视力疲劳者如能较长时间服用，即能消除眼疲劳症状。

 肉桂鸡肝汤

【配方】肉桂2克，鸡肝2副，姜3片，绍酒少许。

【制用法】将鸡肝洗净放入炖盅内，加适量水，并放几片姜及绍酒；将肉桂洗净放入炖盅内，盖上炖盅的盖，隔水炖2小时左右，调味后可食用，小儿量酌减。

【功效】温补肝阳，适用于肝阳亏虚所致的遗尿、夜尿多、手足不温等病症。但肉桂辛热燥热，孕妇不宜用。

 白鱼枸杞汤

【配方】白鱼1条，去鳞及内脏，枸杞子30克。

【制用法】共煮汤食。

【功效】健脾胃、补肝肾。适用于肝肾阴虚之流泪、视物模糊等。

 方四 潼沙苑炖鲤鱼

【配方】雄鲤鱼 500 克,潼沙苑(沙苑子)25 克,肉苁蓉 25 克,巴戟天 15 克,枸杞子 15 克,生姜 25 克。

【制用法】将雄鲤鱼剖肚去脏,注意保留鲤鳔(即雄性精子,为囊形白色浆状物)。洗净后,加上药及清水 2 大碗,共炖熟,弃药渣食用。佐餐食用,食肉饮汤,当日吃完。隔日 1 剂,连食 5 次为 1 个疗程。

【功效】补肝肾、固精、缩尿。有强阳益精之功,适用于性欲低下、性功能障碍及早泄等症。

 方五 肉桂鸡肝鸡睾汤

【配方】肉桂 5 克,雄鸡肝 3 具,鸡睾 1 对。味精、食盐各适量。

【制用法】鸡肝、鸡睾清洗干净,与肉桂同入沙锅,加水适量烧汤。熟后调入味精、食盐即成。

佐餐食用,饮汤吃鸡睾和肝,每日 1 次顿服。

【功效】引火归源、散寒止痛、补肝肾、活血通经。

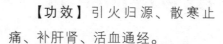 **方六 小茴香当归黑豆鸭蛋汤**

【配方】鸭蛋 2 只,小茴香 8 克,当归头 20 克,黑豆 120 克,陈皮 10 克,食盐少许。

【制用法】小茴香放入铁锅中,不必加油,加入少许食盐,翻炒片刻,铲起,备用。黑豆放入铁锅中,不必加油,炒至豆衣裂开,再用清水洗干净,晾干,备用。当归头和陈皮分别用清水洗干净。当归头切片,备用。鸭蛋隔水蒸熟,去壳,备用。瓦煲内加入适量清水,先用猛火煲至水沸,然后投放以上原料,待水再沸起,改用中火继续煲于黑豆熟烂,以少许食盐调味即可。佐餐食用,每日 1～3 次,每次 150～200 毫升。

【功效】适用于肝阳亏虚而致小腹胀坠冷痛牵引睾丸、阴囊寒冷、身体虚寒、性欲减退、面色苍白、手脚冰冷等症。身体燥热、风热感冒、咳嗽、发热者不宜饮用。

滋阴补脾方

滋阴补脾之法适用于脾阴虚证。脾阴虚证是指脾脏阴液不足，濡养失职，运化无力所表现的证候。多因外感温热病后，阴液耗伤，或素体阴虚，或情志不遂，肝郁化火，灼伤阴津，或过食辛辣之品，或误服辛温之剂所致。

临床表现为纳少，口淡乏味，食后作胀，消瘦倦乏，涎少唇干，五心烦热，大便干结，尿短赤，舌红干苔少或光剥，脉细数或细涩。

脾阴虚常用药物：薏苡仁、茯苓、芡实、莲子肉、扁豆、玉竹、黄精、甘草、太子参等。常用成药或方剂：六神散、理阴汤、益脾汤。

 八珍醒酒汤

【配方】莲子 10 克，白果 5 克，百合 5 克，橘子瓣 50 克，核桃仁 10 克，红枣 20 克，青梅 10 克，山楂糕 50 克，白糖 50 克，冰糖 50 克，白醋 5 毫升及精盐少许。

【制用法】将以上材料加水煮成较稀的水果羹即服。

【功效】补脾润肺，清新解毒，止咳定喘，具有醒酒开胃、增进食欲等功效。适用于脾阴亏损所致的酒后口干不欲饮。

 冬菇豆腐汤

【配方】板豆腐 2 块，冬菇 5～6 只，葱粒 1 汤匙，清水 2～5 杯，蒜茸豆瓣酱 1 汤匙，盐、胡椒粉各适量。

【制用法】板豆腐略冲净，打干，即放入滚油内，炸至金黄酥地捞起，吸干油分，待用。浸软冬菇，去蒂，洗净，沥干水分，待用。烧热油约 1/2 汤匙，爆香蒜茸豆瓣酱，注入清水，煮至滚，放入冬菇，滚片刻，至出味及汤浓，最后加入脆豆腐，待再度滚起时，以适量盐及胡椒粉调味，即可盛起，撒上葱粒，趁热食用。

【功效】滋阴生津，平补脾胃，适用于脾胃阴虚亏损所致的口干咽燥、大便不爽等症。此外，此汤有降糖益肾之功，适用于糖尿病、肾病患者。

 苦瓜兔肉汤

【配方】鲜苦瓜 150 克，兔肉 250 克，食盐、味精、淀粉适量。

【制用法】将鲜苦瓜洗净，剖成两半，去瓤，切成片状；兔肉洗净，切成片状，拌以淀粉；再将苦瓜放入沙锅中，加水适量，大火烧沸，小火煎煮 10 分钟后，放入兔肉、食盐再煮至肉熟，加入味精即可食用。佐餐食用，吃苦瓜、兔肉，喝汤，每日 1～3 次，每次 150～200 毫升。

【功效】清暑泄热、益胃生津、除烦。适用于发热不退、午后热势升高以及口渴多饮、少汗、小便清长、精神烦躁、失眠多梦等。本汤夏季适用。平素怕冷、手足不温、低血压者不宜食用。

 口蘑鸭子

【配方】口蘑 50 克，重约 1500 克去毛填鸭 1 只，鸡汤 100 毫升，精盐 6 克，味精 5 克，葱 20 克，姜 20 克。

【制用法】先将填鸭去内脏，洗净，煮熟后剁块码入大碗内。再将口蘑用开水泡洗干净，留下浸泡水，将口蘑片成片，撒在鸭子上面，加入鸡汤、口蘑汤、葱、姜等调料，碗口用纸封好，上笼用旺火蒸 30 分钟取出。然后揭去封碗纸，撇去浮油，用精盐、味精调好味即可食用。

【功效】滋阴健脾，适用于脾阴亏损所致的面色不荣、肌肤干燥等症。

山楂黄精粥

【配方】山楂 15 克，黄精 15 克，粳米 100 克，白糖适量。

【制用法】山楂、黄精煎取浓汁后去渣，入粳米煮粥，粥成时放入白糖调味即可。可作早、晚餐或点心服食。

【功效】健脾祛瘀，降血脂。

温脾补阳方

温脾补阳之法适用于脾阳虚证，脾阳虚指的是脾阳不足，功能减退，温煦无力，运化失职，虚寒内生的病理变化。因饮食失调、过食生冷、劳倦过度、或久病或忧思伤脾等所致。

临床表现为纳少腹胀，腹痛绵绵，喜温喜按，形寒气怯，四肢不温，面白不华或虚浮，口淡不渴，脾阳虚、大便稀溏，或见肢体水肿，小便短少，或见带下量多而清稀色白，舌质淡胖或有齿痕，苔白滑，脉沉迟无力。

脾阳虚常用药物：干姜、附子、益智仁、肉豆蔻、砂仁、白豆菜、川椒等；常用中成药或方剂有桂附理中汤、附子理中丸等。

 猪肚姜桂汤

【配方】猪肚 150 克，生姜 15 克，肉桂 3 克，精盐少许。

【制用法】将猪肚搓洗干净，生姜、肉桂洗净切成片，一并放入碗内，加水适量，放入精盐。将碗放入锅内，隔水炖 3 小时左右，以猪肚熟烂为度。分 2 次饮汤、吃猪肚。

【功效】健脾开胃，温中散寒。适用于脾胃虚寒所致的胃脘隐痛（空腹时尤为明显），喜暖喜按、得食痛缓、泛吐清水等。

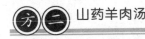 **山药羊肉汤**

【配方】羊肉、鸡皮糙山药各 200 克，胡萝卜 6 片，青蒜 1 根，当归 2 片，枸杞子 15 克，川芎、黄芪、姜各 4 片，黑枣 4 枚，高汤 1000 毫升，水 500 毫升，米酒 120 毫升，盐 5 克。

【制用法】青蒜洗净，切斜片；山药去皮、切块；胡萝卜去皮、切片；山药、胡萝卜、羊肉一起放入盅内，加入其他配料

(盐出锅时加)，并用耐热胶膜包住盅口，盖上盅盖，移入蒸锅加热水，蒸30～40分钟；熄火前加入盐和青蒜片，盛入碗中即食。

【功效】补气滋阴、暖中补虚、开胃健力。

 鲢鱼姜椒汤

【配方】鲢鱼1条（250～350克），干姜10克，胡椒1克，食盐、味精各适量。

【制用法】鲢鱼去掉鳞、鳃，剖除内脏，洗干净，切成小块。干姜洗净，切成薄片。将鱼片、干姜、胡椒同入沙锅，加水适量熬汤，待鱼熟后，加入食盐、味精调味即成。佐餐食用，每日1～3次，每次150～200毫升。

【功效】具有温阳益气散寒之功。适用于脾肾阳气亏虚所致的脘腹、睾丸冷痛、性欲减退、食欲不振或呕吐、神疲怯寒等症。

 复元汤

【配方】瘦羊肉500克，粳米100克，怀山药50克，肉苁蓉20克，菟丝子10克，羊脊骨一具，

胡桃仁2个，葱白3根，姜10克，料酒10毫升，八角3克，花椒2克，盐3克，胡椒粉2克。

【制用法】将羊脊骨剁成数节，用清水洗净；羊肉洗净后，汆去血水，再洗净，切成5厘米厚的条块；将怀山药、肉苁蓉、菟丝子、核桃仁用纱布袋装好扎紧；生姜拍破；葱切段；将中药及食物同时放入沙锅内，注清水适量，武火烧沸，打去浮沫；再放入花椒、八角、料酒，移文火继续煮，炖至肉烂，出锅装碗，加胡椒粉、食盐调味，即可食用。

【功效】补脾养胃，具有温中暖下之功效。

 大蒜韭菜粥

【配方】鲜韭菜30～60克，大蒜头30克，粳米100克。

【制用法】将鲜韭菜洗净切细，大蒜头去皮。先煮粳米为粥，待粥沸后，加入韭菜、大蒜、精盐同煮为粥。

【功效】健脾暖胃，补肾壮阳，杀菌止痢。适用于脾肾阳虚所致的阳痿、早泄、遗精。

滋阴补肺方

滋阴补肺之法适用于肺阴虚证，肺阴虚是由肺阴亏损所引起，临床辨证要点是干咳无痰或痰少而黏，甚或痰中带血。伴有潮热、盗汗、颧红、消瘦、五心烦热、大便干、小便少、舌红少津、脉细数。肺阴虚证见于肺痨病，除上述症状外，尚可见胸痛。肺阴虚证见于失音者，必兼有咽喉干痒，呛咳气逆，声音嘶哑，甚至喉闭，声音欲出不能。见于咯血，常表现为痰中带血，或反复咯血。

肺阴虚常用药物：麦冬、天冬、生地、沙参、玉竹、黄精、百合、阿胶、天花粉；常用中成药或方剂有沙参麦冬汤、百合固金汤等。

 菠萝鸡片汤

【配方】鸡肉 150 克，菠萝 100 克，鸡蛋 50 克，盐 3 克，味精 2 克，淀粉、玉米各 3 克，高汤适量。

【制用法】将鸡肉切成 3.5 厘米长、1.5 厘米宽的薄片，放在碗中，加入精盐、味精和清水少许抓匀，腌渍 2 分钟；鸡蛋磕开，取清打散，加干淀粉搅匀成蛋粉糊，将腌好的鸡肉沥干后蘸匀蛋粉糊，放入沸水锅内余熟，捞起沥干，装入汤碗；菠萝去皮，切成 3.5 厘米长、1.5 厘米宽、0.7 厘米厚的片；坐锅点火倒入高汤煮沸，将菠萝片下入锅煮约 5 分钟，浇在鸡肉片上即成。

【功效】补血，滋阴润燥。适用于肺阴亏损所致的咳嗽痰多、大便干结等症。

方二 **玉竹猪瘦肉汤**

【配方】玉竹 15 克，猪瘦肉 100 克，食盐、味精各适量。

【制用法】将玉竹、猪瘦肉加清水 4 碗，煎至 2 碗，用食盐、味精调味即成。饮汤，食肉，每日 2 次。

【功效】养阴，润肺，止咳。适用于热病伤阴之咽干咳嗽、心烦口渴、秋冬肺燥干咳、肺结核干咳等症。

 雪梨银耳瘦肉汤

【配方】雪梨 2 个，百合适量，银耳 30 克，瘦肉 100 克，盐适量。

【制用法】银耳泡软，把黄色部分去掉；百合洗净泡软；雪梨去皮去心；雪梨切块，瘦肉切块；把材料全部加进锅里煲；煲约半小时。

【功效】养阴润肺，生津润肠，降火清心。适用于咽喉干涸、肺燥干咳或痰带血丝、心烦不寐、大便干结等。

 银耳乌龙汤

【配方】银耳 10 克，水发海参 150 克，清汤 1000 毫升，料酒 10 毫升，精盐 2.5 克，味精适量。

【制用法】银耳用温水泡开，去蒂洗净，海参洗净，片成小抹刀片；把银耳、海参片一起放入开水锅中氽透，捞出，控去水分；锅中

放入清汤 250 毫升、精盐 0.5 克、味精和料酒 3 毫升，把银耳、海参片放入汤内；用小火煨 5 分钟，捞入汤碗中；另起锅，放入清汤 750 毫升、盐 2 克、味精和料酒 7 毫升，汤烧开撇去浮沫，倒入盛银耳与海参片的汤碗中即成。

【功效】滋阴补肺、养血润燥。适宜于久病及热病后期的体虚气弱、虚热口渴、食欲不振、腰酸乏力、肺虚有热、肺痨咳嗽、老年性喘息等症。

 川贝雪梨猪肺汤

【配方】猪肺半个，川贝母 15 个，雪梨 4 个。

【制用法】猪肺切厚片，泡水中用手挤洗干净，放入开水中煮 5 分钟，捞起过冷水，滴干水；雪梨洗净，连皮切四块，去核；川贝母洗净；把全部材料放入开水锅内，武火煮沸后，文火煲 2～3 小时，调味供用。

【功效】润肺化痰止咳。症见咳嗽痰稠、咳痰不易、咽干口渴。亦可用于上呼吸道感染、支气管炎等属肺燥者。

温补肺阳方

温补肺阳之法适用于肺阳虚证。肺阳虚又称肺气虚寒证，是指肺阳不足、气虚卫外不固而出现的证候，多由内伤久咳、久哮肺气耗损所致。临床表现：咳吐涎沫、质清晰而量多，短气息微，形寒肢冷，自汗，背寒如掌大，易感冒，面白神疲，口不渴，舌质淡胖，苔白滑润，脉迟缓或迟弦。

肺阳虚常用药：甘草、干姜、胡桃；常用成药与方剂：人参汤；猪肺汤；小青龙汤；六君子汤加味。

 猪肺止咳汤

【配方】猪肺 1 个，桔梗 10克，紫苑 10 克，油、盐各酌量。

【制用法】将猪肺用水灌洗多次，清除肺内气沫，沥干后切成细块；用适量清水，猪肺与药材一起放入煲内，先用武火煮滚再改文火煮约 2 小时，调味即可。

【功效】润肺滋补、祛痰消燥。主治慢性支气管炎、肺结核。

 冬虫夏草黄雀汤

【配方】冬虫夏草 8 克，黄雀2 只，生姜、味精、精盐各适量。

【制用法】将黄雀除去毛及内脏，冲洗干净，切成块；姜洗净切片；将冬虫夏草、黄雀肉块、生姜同入沙锅内，加水适量，以文火炖至雀肉熟烂，调入味精、精盐即成。

【功效】温肺补阳、补脑填精。适用于冬季精髓不足所致恶风怕冷、阳痿不举、遗精早泄、腰膝酸软、耳鸣眩晕、头脑空痛等。

 核桃酪

【配方】糯米 100 克，核桃100 克，枣（干）50 克，白砂糖150 克。

【制用法】先将糯米淘净，放在温水中浸1小时；核桃肉用沸水浸泡后，剔去外衣；红枣洗净，用沸水泡30分钟，剥去外皮，挖去核；糯米、核桃肉、红枣加清水100毫升，用石磨磨成浆待用；锅里放清水350毫升，加白糖烧沸后，将糯米浆倒入，边倒边用勺子慢慢推动，不使米浆粘住锅底。待浆烧沸起糊即可装碗。

【功效】养血补肺。适用于肺阳虚弱所致的腰膝酸软、小便频数。

 香菜葱白粥

【配方】香菜15克，葱白15

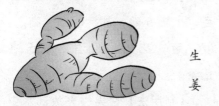 生姜

克，生姜9克，萝卜100克。

【制用法】香菜、葱白、生姜洗净切碎成末，萝卜洗净切成小块；粳米淘洗干净后与生姜、萝卜同煮粥；待粥将成时加入香菜和葱白，再煮片刻。

【功效】疏风宣肺，适用于风寒犯肺、肺中阴气不足、胃寒咳嗽、鼻流清涕、咳痰等症。

 加味干姜粥

【配方】干姜3克，茯苓15克，扁豆15克，粳米100克。

【制用法】将干姜、茯苓、扁豆入锅中共煎，去渣取汁，再入粳米同煮为稀粥。每日2～3次，温热服。

【功效】温中散寒，化饮止咳。适用于肺阳不足所致的咳嗽、吐痰、气喘、畏冷等。

滋阴补肾方

滋阴补肾方适用于肾阴虚证。肾阴虚证是指由于肾阴亏损，失于滋养，虚热内生所表现的腰膝酸痛、耳鸣多梦为主要表现的证候。常见于遗精、消渴、虚劳、尿血、血淋，以及西医的慢性肾炎、肾盂肾炎、肾衰竭、慢性肝炎、神经衰弱、肝硬化、糖尿病、肺结核等疾病。

肾阴虚常用药物：熟地、首乌、生地、枸杞、五味子、女贞子、旱莲草、天冬、玄参、山萸肉、龟版、鳖甲、紫河车等；常用的中成药或方剂有六味地黄丸、左归丸、知柏地黄丸等。

 方一 鸭肉海参汤

【配方】鸭肉150克（鸭肉最好选用老鸭肉），海参30克，姜5克，大葱5克，盐2克。

【制用法】将生姜洗净，切片；葱去须洗净，切段；鸭肉洗净，切片；海参水发后，洗净，切薄片；油盐起锅，放清水适量，烧煮；待煮沸后放鸭肉、海参，武火煮沸后，文火煮；文火煮将近1小时放姜、葱再煮沸，调味即可，随量饮汤食肉。

【功效】补肝肾，滋阴液。

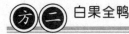 **方二 白果全鸭**

【配方】鸭1只，白果150克，上汤6碗，盐、胡椒、高汤、姜、葱、花椒、绍酒、淀粉各适量。

【制用法】白果去壳放沸水中煮熟，去衣除心，再置沸水中去苦味，沥干后用油炸透捞出；把鸭宰杀洗净，用盐、胡椒、料酒将鸭内外涂抹均匀，放入炖盅内，加入姜、葱、花椒上笼用火蒸1小时取出，拣去姜、葱、花椒，将鸭背切开、拆去鸭骨，放入碗中，将露在碗外的鸭肉沿碗口修圆切下，改切成丁，与白果混合，放在碗内的鸭肉上，浇入上汤，用猛火蒸30分钟；鸭肉熟后翻扣盘内，用上汤加绍酒、盐、胡椒粉、生粉汁勾芡，淋在鸭面上即可。

【功效】滋阴补肾、降火润肺，适用于咳嗽水肿等症。

 猪肾黑豆汤

【配方】猪肾2只（亦可用羊肾），黑豆100克，陈皮5克，小茴香5克，生姜2片。

【制用法】以上材料共煮熟，加调味品食用。隔日1次，连服5～7次。

【功效】补肾强腰，祛风除湿。风寒湿型腰肌劳损，腰部疼痛，伴四肢关节酸痛，游走不定，有类风湿性关节炎病史者。

 野鸭大蒜汤

【配方】野鸭1只，紫皮大蒜50克。

【制用法】野鸭洗净，大蒜去皮放入鸭腹中，煮至鸭肉熟烂即可。食肉饮汤，以上为2日量，7～10日为1个疗程。

【功效】滋补肝肾。适用于肾阴亏虚所致的慢性肾炎水肿，肢体水肿等症。

 海参小米粥

【配方】小米半碗，水发海参2个，嫩姜、小葱、盐适量，浓缩鸡汁1小勺，白胡椒粉、香油、清水各适量。

【制用法】小米淘洗干净，用清水泡上；海参洗净，切姜丝和葱花，海参切片；汤锅放入足量的水，水沸之后放入小米，滚锅后下海参，再次滚锅后继续煮上约5分钟，其间不停用勺子搅拌；加入姜丝，盖上锅盖，转最小火熬煮，期间不要打开锅盖；大约25分钟后，开盖，加入1小勺浓缩鸡汁，搅拌混合，大火滚煮2分钟，最后撒上适量的盐，加入白胡椒粉调味，滴上几滴香油，撒上葱花，即可关火，盛碗温食。

【功效】益肾润燥。适用于肾阴不足所致的形体瘦弱、皮肤干燥、干咳久痰等症。

温补肾阳方

温补肾阳之法适用于肾阳虚证。肾阳虚即肾脏阳气虚衰，是肾脏阳气衰竭表现的证候。多由素体阳虚，或年老肾亏，或久病伤肾，以及房劳过度等因素引起。临床表现为腰膝酸痛，畏寒肢冷，尤以下肢为甚，头目眩晕，精神萎靡，面色白；或黧黑，舌淡胖苔白，脉沉弱；或阳痿，早泄，妇女宫寒不孕，或大便久泄不止，完谷不化，五更泄泻；或水肿，腰以下为甚，按之凹陷不起，甚则腹部胀痛，心悸咳喘。

肾阳虚常用药物：附子、肉桂、鹿茸、仙茅、淫羊藿、菟丝子、巴戟天、肉苁蓉、杜仲、海狗肾等；常用的中成药或方剂有金匮肾气丸、右归丸等。

方一 羊肉补阳汤

【配方】羊肉（瘦）500克，羊骨500克，粳米100克，怀山药（干）50克，菟丝子10克，肉苁蓉20克，核桃15克，大葱8克，姜5克，花椒2克，八角2克，黄酒8克，盐2克，胡椒粉1克。

【制用法】将羊脊骨剁成数节，洗净；羊肉洗净后，投入沸水锅内汆去血水，再洗净，切成条状；怀山药、菟丝子、肉苁蓉、核桃肉洗净，装入纱布袋中，扎紧袋口；葱白拍破，生姜切片，粳米淘洗干净；将羊肉、脊骨、中药袋、粳米和葱、姜一并放入沙锅内，加入适量清水，先用武火煮沸，撇去浮沫，投入适量花椒、八角及料酒，改用文火炖煮，以羊肉熟烂为度；酌加胡椒粉和精盐。当菜或点心食用。

【功效】温补脾肾，益精添髓，用治脾肾阳虚，精髓亏损，阳痿，早泄，耳鸣眼花，腰膝无力。

 双鞭汤

【配方】水发牛鞭100克，狗鞭10克，菟丝子10克，枸杞子10克，羊肉10克，葱段10克，生姜2片，料酒、花椒、味精、白糖、油、精盐各适量。

【制用法】牛鞭去净表皮，顺尿道对剖成两半，用清水洗净，再用冷水漂30分钟，切成3厘米长的小条；沙子放入油锅内炒热，投入狗鞭，炒至狗鞭发泡，取出，放入冷水中漂30分钟，洗刷干净，切成3厘米长的小条；羊肉用温水洗净，切成长3厘米、厚2厘米的小块，放入沸水中焯去血水，捞出用清水漂洗干净；菟丝子、枸杞子拣去杂质，洗净，装入纱布袋，扎紧袋口；将牛鞭、狗鞭、羊肉、药袋置沙锅中，注入适量清水，用大火煮沸，撇去浮沫，放入葱段、姜片、料酒、花椒、味精、白糖、精盐，改用小火煮至牛鞭、狗鞭、羊肉熟烂时，捞出药袋、葱段、姜片，

即成。

【功效】壮阳补肾、暖宫固精。适用于肾阳不足所致的肾冷不育、阳痿早泄及妇女宫寒不孕等。

 壮阳狗肉汤

【配方】狗肉250克，附片15克，菟丝子10克，食盐、味精、生姜、葱、料酒各适量。

【制用法】将狗肉洗净，整块放入开水锅内汆透，捞入凉水内洗净血沫，切成3.2厘米长的方块；姜、葱切好备用；将狗肉放入锅内，同姜片煸炒，加入料酒，然后将狗肉、姜片一起倒入沙锅内；同时将菟丝子、附片用纱布装好扎紧，与食盐、葱一起放沙锅内，加清汤适量，用武火烧沸，文火煨炖，待肉熟烂后即成。服用时，拣去药包不用，加入味精，吃肉喝汤。每日2次，佐餐食。

【功效】温肾助阳，补益精髓。适用于阳气虚衰、精神不振、腰膝酸软等症。

常见病症偏方

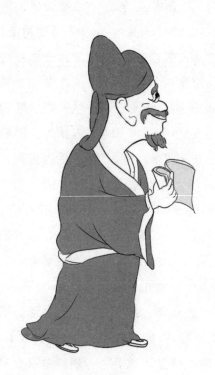

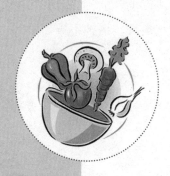

本章看点 ▼

● 发 热　● 咳 嗽　● 呕 吐
● 胃 痛　● 消化不良　● 腹 泻
● 头 痛　● 眩 晕　● 失 眠
● 神经衰弱

发　热

发热指体温超过正常的征象，可由多种疾病引起。中医分为外感性发热和内伤性（非感染性）发热，前者发病急、病程短、热势重（39℃以上），常由风、寒、暑、燥、火、湿六大淫邪之气或病毒感染所致；后者起病慢、病程缓长，大多为间歇性低热，体温在37℃左右，经常因恶性肿瘤、血液病、结缔组织病、变态反应、中枢神经调节失常等所致。高热时先有畏寒或寒战，发热时心率和呼吸加快，伴有头痛、头昏，甚至谵妄、昏迷、幼儿抽搐，热退时出汗。发热类型有稽留热、回归热、波浪热、弛张热、间歇热、双峰热、周期热及不规则热等。

 鸭跖草治外感性高热

【配方】鸭跖草 30 克，马鞭草、威灵仙各 20 克，柴胡 12 克，青蒿 10 克。

【制用法】水煎服。

【功效主治】用治外感性高热。

 鸭舌草竹叶饮解毒退热

【配方】鸭舌草 60 克，淡竹叶 30 克。

【制用法】将上述两药同煎 2 次，每次用水 500 毫升，煎半小时，2 次混合，取汁当茶饮。

【功效主治】清热解毒。用治流感、高热烦渴或原因不明的高热。

方（三）**大青叶治外感性高热**

【配方】大青叶、板蓝根各 30 克，羌活、独活各 8 克，桔梗 10 克。

【制用法】水煎服。

【功效主治】用治外感性高热。

白菜根菊花清暑退热

【配方】大白菜根 3～5 个，菊花 15 克，白糖适量。

【制用法】将大白菜根洗净、切片，与菊花共同水煎，加白糖趁热饮服，盖被取汗。

【功效主治】清暑退热。用治夏令暑湿发热。

方 五 金银花大青叶治发热

【配方】金银花 15 克，大青叶 10 克，蜂蜜 50 毫升。

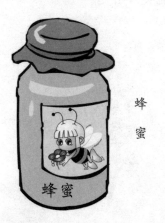

蜂蜜

【制用法】将金银花和大青叶水煎 3～5 分钟后去渣，在汤液中加入蜂蜜搅匀饮用。热重不退者 1 日可服 3～4 剂。

【功效主治】疏散风热。用治外感风热、发热较重者。

 荆芥苏叶茶散寒退热

【配方】荆芥 10 克，紫苏叶 10 克，生姜 10 克，茶叶 6 克，红糖 30 克。

【制用法】将前 3 味切细，与茶叶一同放入容器内用开水冲泡，并密闭容器；少顷再将冲泡的药液加入红糖，置大火上煮沸。趁热饮下，盖被取汗，剩余的药当茶冲饮。

【功效主治】解表发汗，散寒退热。用治外感风寒发热。

 大戟洗汤方治中风发热

【配方】大戟、苦参各等份。

【制用法】捣碎为末，用药 60 克，白酢浆 3500 毫升，煮 3 沸。待冷却到比体温略高时，洗浴。

【功效主治】用治中风发热。

 地骨皮治外感性高热

【配方】地骨皮 12 克，银柴胡 10 克，知母、玄参各 8 克。

【制用法】水煎服。

【功效主治】用治外感性高热。

咳　嗽

　　咳嗽是呼吸系统最常见的疾病之一，其有声为咳，有痰为嗽，既有声又有痰者称为咳嗽。它是一种保护性反射动作，有把呼吸道过多的分泌物或异物随着气流排出体外的作用。发病多见于老人和幼儿，尤以冬春季节为最多。以咳嗽为主要临床症状的疾病，多见于现代医学的呼吸道感染、急慢性支气管炎、肺炎、肺结核、百日咳、支气管扩张等。

　　中医将咳嗽立为一种病种，并分成外感咳嗽与内伤咳嗽两大类。由风寒燥热等外邪侵犯肺系引起的咳嗽，为外感咳嗽。外感咳嗽有寒热之分，其特征是发病急，病程短，常常并发感冒。因脏腑功能失调，内邪伤肺，致肺失肃降，引发咳嗽，为内伤咳嗽。内伤咳嗽的特征是病情缓，病程长，因五脏功能失常引起。

 冬瓜皮汤治咳嗽

【配方】经霜冬瓜皮 15 克，蜂蜜少许。

【制用法】水煎服。

【功效主治】用治咳嗽。

 川贝杏仁乳治咳嗽

【配方】苦杏仁 9 克，川贝母 3 克，梨汁 1 小杯，糖适量。

【制用法】杏仁用水泡软后捣碎，加水 200 毫升，煎汤去渣，加

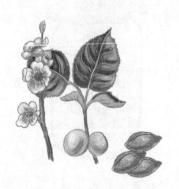

杏　仁

入川贝、梨汁、糖，研成杏仁乳。日服 2 次，每次 15 毫升。

【功效主治】用治咳嗽、慢性咳痰。

栝楼杏仁醋糊丸治痰咳

【配方】熟栝楼1枚，杏仁（去皮）与栝楼仁同数，食用醋适量。

【制用法】取出蒌仁数一下，用同数杏仁填入火烧存性，研细醋糊为丸，如豆大。每服20丸，临卧前白萝卜汤送下。

【功效主治】用治感冒疼痛多咳嗽。

 艾叶水泡脚治咳嗽

【配方】艾叶50克，水2000毫升。

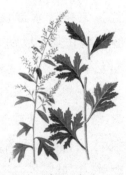

艾 叶

【制用法】将艾叶洗净后放入开水中煎煮20分钟，去渣；将汤液倒入小脚盆里，先熏双脚15分钟，水温降低后，双脚浸泡其中30分钟。每晚浸泡1次，连续7次。

【功效主治】用治咳嗽。

 胡椒艾叶汤治风寒咳嗽

【配方】白胡椒、艾叶各9克，党参6克。

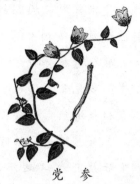

党 参

【制用法】水煎服，代茶饮。

【功效主治】用治风寒咳嗽。

 栝楼皮杏仁汤治高热咳嗽

【配方】栝楼皮、杏仁、前胡、蝉蜕、甘草各6克。

【制用法】水煎服，代茶饮。

【功效主治】用治温病初起，热重咳嗽。

 柿子烧灰蜜丸治咳嗽痰多

【配方】干柿子、蜂蜜各适量。

【制用法】将干柿子烧灰，研为末，炼蜜为丸。每服6～9克，日服2次，开水送下。

【功效主治】用治咳嗽痰多。

呕 吐

　　呕吐是指胃内容物和部分小肠内容物通过食管反流出口腔的一种反射性动作，多由胃寒、胃热、伤食、痰浊、肝气犯胃等导致。胃寒多见呕吐清稀、口中多涎、喜热恶冷、舌苔白润等，治宜温胃降逆。胃热多见食入即吐、吐物酸苦、口臭、喜冷恶热、舌苔黄腻等，治宜和胃清热。伤食引起的多见胃脘胀满不舒、嗳气腐臭、呕吐宿食、舌苔厚腻等，治宜消导和胃。痰浊引起的多有眩晕、胸闷、心悸、呕吐痰涎或清涎、舌苔清腻等，治宜和胃化痰。肝气犯胃，多见胁痛脘胀、呕吐酸苦等，治宜泄肝和胃。本症可见于胃炎、幽门梗阻、颅内压增高等多种疾患。

 生姜汁治反胃呕吐

【配方】生姜适量。

【制用法】将生姜捣汁。开水冲服少许，呕吐即止。

【功效主治】用治反胃呕吐不止。

 溜猪大肠治噎膈呕吐

【配方】猪大肠1挂，香油、黄酱、姜丝各适量。

【制用法】将猪大肠用盐水抓洗，翻过来把肠内污物冲洗净，然后再翻过来用清水漂洗干净，用线将肠两端扎紧，放锅内加水煮熟；熟后切成小段，加香油、黄酱、姜丝熘炒，佐大米软饭吃，但不宜吃过饱。可连续吃5挂。

【功效主治】宽膈利胃。用治噎膈、呃逆、呕吐、饮食不进。

注：用此方忌食生冷、辣酸、干硬食物，忌生气，忌饮酒。

 甘蔗姜汁治吐食干呕

【配方】甘蔗汁半杯，鲜姜汁1汤匙。

【制用法】甘蔗汁是将甘蔗剥去皮，捣烂绞取的汁液；姜汁制法与此同。将两汁和匀稍温服饮，每日2次。

【功效主治】清热解毒，和胃止呕。用治胃癌初期、妊娠反应、慢性胃病等引起的反胃吐食或干呕不止。

 嚼生姜预防晕船呕吐

【配方】生姜50克，水果糖1块。

【制用法】将生姜洗净，在临行前口嚼服下，然后口里含1块水果糖。

【功效主治】健胃止呕。预防运动性呕吐，如晕车、晕船、晕机时的头晕目眩、恶心呕吐等。

 豆腐白汤开胃止呕

【配方】豆腐2块，盐适量，味精少许。

【制用法】水开后下料，煮20分钟。食饮。

【功效主治】凉胃，止呕。用治饭后腹胀不舒、口苦发黏、舌苔厚、食无味或反酸嗳气、水土

不服而引起的恶心呕吐等。

 蜂蜜姜汁和胃止呕

【配方】蜂蜜2汤匙，鲜姜汁1汤匙。

【制用法】上述2味加水1汤匙调匀，放锅内蒸热。稍温顿服。

【功效主治】和胃止呕。用治反胃呕吐。

 醋渍胡椒丸治反胃欲吐

【配方】胡椒、醋各适量。

【制用法】醋浸，晒干，再浸，再晒，如此反复浸晒，次数越多越好；研为细末，加醋，糊做为丸，如梧子大。每服10丸。

【功效主治】用治反胃欲吐。

 绿矾鲫鱼粉治反胃呕吐

【配方】活鲫鱼1条，绿矾末适量。

【制用法】鱼去肠留胆，纳入绿矾末填满缝口，以炭火煅令干黄研为末。每服3克，用陈米汁调下，日服3次。

【功效主治】用治反胃呕吐。

胃 痛

胃痛是指上腹胃脘部近心窝处经常发生疼痛。其发病原因是由于饮食不调，情志刺激，脾阳素虚，感受外寒，胃失和降。

 香灵胃痛散治胃痛

【配方】广木香9克，五灵脂9克，延胡索9克，共研细面备用。

【制用法】每次9克，黄酒60毫升送服，每隔3小时服1次。如无黄酒，白开水送服。

【功效主治】用治胃口痛，胸满气郁，两胁发胀。

青胡桃治疗胃痛

【配方】取尚未成熟的青胡桃2250克。

【制用法】洗净，捣烂装小缸，加60°白酒3750毫升，密封，置太阳处晒20～30日，待酒和胡桃呈黑色时，过滤取汁，加白糖375克备用。每日2次，每次服10克，或胃痛发作时即服。

【功效主治】可止住胃、十二指肠溃疡、胃炎的疼痛。

 匀气散治胃痛

【配方】丁香10克，白豆蔻15克，檀香15克，木香15克，藿香15克，砂仁（后下）10克，甘草5克。

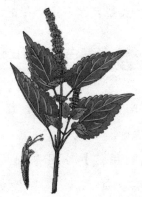

藿 香

【制用法】共研为散调服。

【功效主治】用治胃痛。

方四　吴茱萸治胃痛

【配方】吴茱萸 5 克，生姜 5 克，半夏 5 克，神曲 5 克，党参 5 克，枣 2 粒，苍术 10 克，砂仁（后下）5 克。

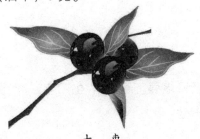

大 枣

【制用法】水煎服。

【功效主治】用治胃痛。

方五　理气平肝散治胃痛

【配方】柴胡 15 克，白芍 20 克，枳壳 15 克，甘草 2.5 克，木香 10 克，香附 10 克，乌药 10 克，青皮 7.5 克，川芎 10 克，延胡索 15 克，五灵脂 15 克。

【制用法】共研为散调服。

【功效主治】用治胃痛。

方六　逍遥散治胃痛

【配方】柴胡 15 克，当归 15 克，白芍 15 克，茯苓 20 克，白术 15 克，甘草 5 克，薄荷 2.5 克。

【制用法】共研为散调服。

【功效主治】用治胃痛。

方七　胡椒热敷治胃痛

【配方】取胡椒 80 克，研细末。

【制用法】装布袋，敷痛处，在其上边再用热水袋加湿，发汗，治愈。

【功效主治】尤其对胃寒作痛有效。

方八　仙人掌和牛肉治胃痛

【配方】取仙人掌晒干研末。

【制用法】1 次 3～4 克，清水送服；或取鲜仙人掌 30～40 克，细切，与牛肉 70 克共炒，服牛肉和仙人掌。

【功效主治】用治胃痛。

方九　鲑鱼头和牡蛎壳治胃痛

【配方】取咸鲑鱼头置沙锅，烧黑研末，另取其一半量的牡蛎壳研末，与鲑鱼头末混合。

【制用法】每日 3 次，1 次服 3.8 克。

【功效主治】用治胃痛。

消化不良

这种症状没什么痛苦，因为只是腹内食物多而未消化，不像一般的腹胀，会感到不舒服，但因食物未完全消化而无法吸收，致身体日益消瘦，不能不加以注意。

 方 一　鹌鹑山药参补脾益胃

【配方】鹌鹑1只，党参25克，怀山药50克，盐少许。

【制用法】鹌鹑去毛及内脏杂物，与其他各味加水共煮熟。吃肉饮汤。

【功效主治】补中益气，强筋壮骨。用治脾胃虚弱之不思饮食、消化不良等。

 方 二　炖野鸭山药参开胃化食

【配方】野鸭1只，怀山药50克，党参、生姜各25克，盐少许。

【制用法】将野鸭去毛及内脏，洗净，同其他4味加水共炖。食鸭肉饮汤，每日2次。

【功效主治】平胃消食。用治肠胃虚弱而致的消化不良、食欲不佳。

 方 三　麦芽神曲汤化食下气

【配方】大麦芽、六神曲各20克。

【制用法】水煎服。早、晚各1次，空腹服。

【功效主治】益气调中，化食下气。用治胃肠虚弱而致的消化不良、饱闷腹胀。

方 四　粟米山药糊健胃消食

【配方】粟米50克，怀山药25克，白糖适量。

【制用法】按常法共煮为粥，后下白糖。每日食用2次。

【功效主治】补益脾胃，清热

利尿。治消化不良及作小儿脾胃虚弱调养之用。

方五 芡莲猪尾汤健脾补肾

【配方】猪尾1个（细小的加倍），芡实75克，莲子75克，红枣7枚，酱油、盐少许。

【制用法】把猪尾上的肥肉切去，洗净，切成小段；红枣去核，然后和芡实、莲子放进沙锅内，加水3大碗，大火煎煮；水沸下入猪尾，煮2小时以上，尾烂放调料即成。

【功效主治】健脾补肾，止泻祛湿。用治脾虚弱引起的消化不良、腹胀、便溏，或小便不利、肢体水肿，甚而身体困倦、气短懒言等。常人食用，对健康也有裨益。

方六 炖牛肉健脾益胃养血

【配方】牛肉1500克，砂仁（后下）、陈皮各5克，生姜25克，桂皮5克，胡椒粉5克，葱、盐、酱油各适量。

【制用法】锅内水沸后，上述各味同煮，再沸，改用文火炖至

肉烂，取出牛肉切片。食用。

【功效主治】用治脾胃虚寒所致不思饮食、身体瘦弱。

方七 萝卜酸梅汤宽中行气

【配方】鲜萝卜250克，酸梅2枚，盐少许。

【制用法】将萝卜洗净，切片，加清水3碗同酸梅共煮，煎至1碗半，加食盐调味。

【功效主治】化积滞，化痰热，下气生津。用治食积、饭后胃灼热、腹胀、肋痛、气逆等。

方八 萝卜饼消食化痰

【配方】白萝卜150克，面粉150克，瘦猪肉60克，姜、葱、盐、油各适量。

【制用法】将白萝卜洗净切丝，用豆油翻炒至五成熟时待用；将肉剁碎，调成萝卜馅；将面粉加水合成面团，揪成面剂，擀成薄片，填入萝卜馅，制成夹心小饼，放锅内烙熟即成。

【功效主治】健胃理气，消食化痰。用治食欲不振、消化不良、咳喘多痰等。

腹　泻

　　腹泻不同于传染病中的痢疾或霍乱症，恰与便秘相反，时时有稀屎排泄，有时会大便失禁。其发生的原因，有的是因胃消化力衰弱或食物未曾嚼烂，此种未经完全消化的食物，进入大肠后，受大肠细菌作用，便发生腐败，肠黏膜受此腐败物刺激，而使肠的分泌亢进，于是肠里的细菌繁殖又快又多，不仅会腹泻，有时还会发高热。

 番石榴治腹泻

　　【配方】番石榴2～3个，蜂蜜少许。

　　【制用法】将番石榴去外壳，取果肉，加水1碗半，煎至大半碗，去渣，加蜜少许调味，1天内分2～3次饮用。

　　【功效主治】用治消化不良所致的腹泻。

 鲜山药羊肉治慢性腹泻

　　【配方】鲜山药500克，羊肉、糯米各250克。

　　【制用法】将羊肉去筋膜，洗净，切碎，与怀山药同煮烂，研泥，下糯米，共煮为粥，早、晚餐温热服食。

　　【功效主治】用治脾肾阳虚所致的慢性腹泻。

 红茶干姜丝治腹泻

　　【配方】红茶、干姜丝各3克。

　　【制用法】2者放瓷杯中，以滚水100毫升冲泡加盖10分钟，代茶随意服，饮完可再冲。

　　【功效主治】用治感受寒邪所致腹泻。

 三鲜饮治暑热腹泻

　　【配方】鲜藿香15克，鲜荷叶9克，鲜扁豆叶9克，六一散（包煎）9克。

【制用法】水煎服。每日 1 剂，分 3 次服下。

【功效主治】用治暑热腹泻。

 台参焦苍术治五更泻

【配方】台参 9 克，焦苍术 6 克，茯苓 6 克，炙甘草 4.5 克，莲子肉 6 克，怀山药 6 克，补骨脂 6 克，吴茱萸 4.5 克，五味子 3 克，白扁豆 15 克，乌梅 6 克，诃子 6 克，炙粟壳 6 克，麦芽 6 克，焦山楂 7.5 克，肉豆蔻 6 克，砂仁（后下）4.5 克。

【制用法】水煎服。

【功效主治】用治五更泻。忌生冷食物及房事。

 防风治慢性腹泻

【配方】防风 15 克。

【制用法】水煎服。每日 1 剂，服 1 次，连服 20 日。

【功效主治】用治慢性腹泻。

黄芪治慢性腹泻

【配方】黄芪 15 克，白术 10 克，公丁香 2 克，茯苓 10 克，陈皮 6 克，条参 10 克，法半夏 10 克，诃子 6 克，白豆蔻 6 克，薏苡仁 15 克，粟壳 4 克，甘草 5 克。

【制用法】水煎服。每日 1 剂，日服 3 次。

【功效主治】主要用治慢性腹泻，尤其适宜于婴幼儿因长期腹泻用西药治疗无效者。

 田螺治湿热型腹泻

【配方】田螺 2 粒，羊矢 14 粒，槟榔 9 克，鲜车前草 5 株。

【制用法】将上药共捣烂如泥，以纱布包裹后熏热，外敷脐部半小时以上，待小便通利后揭去。

【功效主治】验湿热型泄泻几十例，有效。

生姜黄连治慢性腹泻

【配方】生姜 160 克，黄连 40 克。

【制用法】将生姜和黄连切成黄豆粒大小的小块，用文火烤，待生姜烤透时，去生姜，只将黄连研末，1 次 4 克，空腹频服。

【功效主治】用治慢性腹泻。

头　痛

　　头痛是临床上常见的自觉症状，可由多种疾病引起。头痛的病因较多，但不外乎外感和内伤两大类。其病机多因风寒湿热等邪外侵，风阻火毒上扰，痰浊瘀血阻滞，致经气不利，气血逆乱；或因气血营精亏虚，清阳不升，脑神失养等所致。

方一　疏风活血汤治慢性头痛

　　【配方】川芎 15 克，桃仁 10 克，红花 10 克，当归 10 克，白芍 10 克，熟地黄 10 克，防风 10 克，羌活 10 克，独活 10 克，白芷 10 克，鸡血藤 20 克。

　　【制用法】水煎服。每日 1 剂。

　　【功效主治】活血，疏风，止痛。用治各种慢性头痛。

方二　芎芷二陈汤治头痛

　　【配方】川芎 9 克，白芷 9 克，升麻 9 克，麻黄 9 克，姜半夏 10 克，天麻 10 克，荆芥穗 10 克，陈皮 12 克，茯苓 12 克，生甘草 6 克，蜈蚣 2 条。

　　【制用法】水煎服。每日 1 剂，早、晚各服 1 次，小儿量酌减。

　　【功效主治】祛风解表，除湿化痰，疏通经络。用治外感所致痰湿内停、寒邪凝滞、气郁血瘀所引起的头痛。

方三　荠菜花治疗头晕、头痛

　　【配方】荠菜花不拘量。

　　【制用法】水煎服。

　　【功效主治】清热凉血。用治头痛、头晕。

方四　白果治疗头痛

　　【配方】带壳生白果 20 克。

　　【制用法】将生白果捣裂，去膜及胚芽，入沙锅，加入水 500

毫升，水煎，1天分2次服完。

【功效主治】补肾益肺，扩张脑血管。用治脑血管硬化性头痛、头晕。

 山豆根治疗热证头痛

【配方】山豆根9克。

【制用法】研末，用香油（或菜油）调，涂两太阳穴。

【功效主治】清热解毒，止痛。用治热证头痛。

 草决明治疗头痛

【配方】炒决明子60克。

【制用法】研为末，用茶调敷两太阳穴，干则换。

【功效主治】清热明目。用治肝火上炎、风热外袭所至头痛、眩晕、目赤。

 荞麦陈醋治疗偏头痛

【配方】陈荞麦30克，陈醋适量。

【制用法】将荞麦放入锅内炒至老黄色，加醋再炒，然后取出

用醋调成稠糊，装布袋趁热敷额上发际处；冷后炒热再敷之，至鼻子流黄臭涕停止。

【功效主治】祛风，活血止痛。用治鼻窦炎、鼻炎、鼻寒引起之偏头痛。

 公鸡血治贫血型头痛

【配方】公鸡血15克，金花果10克，钩藤（后下）10克。

【制用法】将2味药先煮20～30分钟，放入鸡血煮5～6分钟即可，用2～3滴为引，每日服1次。

【功效主治】用治妇女产后失血过多引起的头痛，也可用治贫血引起的头痛。

 芹菜香菇治疗头痛

【配方】芹菜400克，水发香菇50克。

【制用法】按家常做法佐餐食用。

【功效主治】平肝潜阳。用治伴有眩晕、耳鸣、急躁等肝阳上亢的头痛。

眩　晕

　　眩是目眩，即眼花或眼前发黑，视物模糊；晕是头晕，即感觉自身或外界景物旋转，站立不稳，因二者同时并见，故统称为"眩晕"。究其原因有四：

　　一是外邪袭人，邪气循经脉上扰巅顶，清窍被扰，可发生眩晕。

　　二是脏腑功能失调，或肾精亏耗，不能生髓，髓海不足，发生眩晕；或是肝阳上亢，上扰清窍，发生眩晕；或是脾胃不足，气血亏虚脑失所养以致眩晕。

　　三是痰湿中阻，痰湿上犯，蒙蔽清阳而发眩晕。

　　四是瘀血内阻，清窍受扰，而生眩晕。

 首乌枸杞芝麻饮治疗头晕

　　【配方】何首乌20克，黑芝麻、枸杞子各15克，菊花10克。

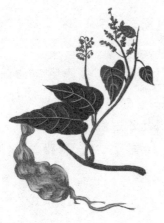

何首乌

　　【制用法】水煎2次，每次用水400毫升，煎半小时，两次混合，去渣留汁，分2次服。

　　【功效主治】用治肝肾两虚，头晕目眩，腰膝酸软，须发早白，视物模糊，血虚便秘。

丹参红花治晕眩

　　【配方】丹参30克，红花9克，泽兰9克，硃茯神9克，钩藤（后下）9克，白蒺藜9克，生珍珠母（先煎）30克，田七3克（研末2次分服），甘草3克。

【制用法】水煎服。每日1剂。

【功效主治】祛瘀通络，清利头目。用治头目晕眩、失眠多梦，甚至精神恍惚、舌边紫黯、脉涩。

 猪肉夏枯草治疗眩晕

【配方】夏枯草15克，猪瘦肉60克。

【制用法】将夏枯草、猪肉加水适量，煮至肉熟即可。喝汤吃肉，每日分2次。

【功效主治】清肝火，散郁结，降血压。用治伴有高血压、目赤、头痛等肝火上炎之眩晕。

方四 玉米须治头目眩晕

【配方】玉米须30克。

【制用法】以水两盅煎至1盅为度。空腹服下，连服3～6次。

【功效主治】用治高血压引起之头晕眼花、眩晕。

方五 菊花粳米治眩晕

【配方】干菊花10克，粳米50克，冰糖少许。

【制用法】将菊花去蒂、择净

磨成碎末备用；再将粳米加冰糖煮粥，待粥煮好调入菊花末，再稍煮片刻即成。每日1剂，分2次服。

【功效主治】疏风清热止眩晕。用治外感风热所致的头晕目眩。

方六 白果红枣汤治疗头晕

【配方】白果30克，红枣10枚。

【制用法】将白果除去壳、膜和胚芽，研末，红枣煎汤送服。

【功效主治】用治老年动脉硬化症、梅尼埃综合征头晕目眩。

方七 鱼鳔山药汤治疗头晕

【配方】鱼鳔30克，鲜山药100克，冰糖适量。

【制用法】将鱼鳔浸软、切块，鲜山药去皮，洗净切片，同放于沙锅中，注入清水500毫升，加入冰糖，小火煮至酥烂。分2次趁热食鱼鳔和山药，喝汤。

【功效主治】用治耳源性眩晕。

失　眠

　　失眠指睡眠不足或睡不深熟。有几种形式：一是难于入睡起始失眠。二是睡眠浅而易于惊醒间断失眠。三是睡眠持续时间早于正常，早醒后不能再入睡（早醒失眠）。引起失眠的主要原因是精神过度紧张或兴奋，并伴以头昏脑涨、头痛、多梦、记忆力减退、神倦胸闷、注意力不集中、食欲不振、手足发冷等，常见于神经官能症、神经衰弱等；如失眠伴以情绪不稳、过敏、潮热、出汗、头痛头晕、血压波动、月经紊乱等，年龄在45～55岁间的可能是围绝经期综合征；如因环境嘈杂或服用浓茶、饮料、药物、心中有事、忧郁不结、疼痛等各种原因引起的，均应根据病因，镇定安眠，心理调节。

 酸枣仁治疗失眠

【配方】酸枣仁 15 克。

【制用法】焙焦为末，顿服，每日 1 次，睡前服。

【功效主治】补肝益胆，宁心安神。用治失眠、心悸。

 龙眼酒治疗失眠

【配方】龙眼肉 100 克，60°白酒 400 毫升。

【制用法】将龙眼肉放在细口

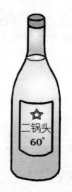

白酒

瓶内，加入白酒，密封瓶口，每日振摇 1 次，半月后可饮用。每日 2 次，每次 10～20 毫升。

【功效主治】补益心脾，养血定神。用治虚劳衰弱、失眠、健忘、惊悸等症。

黑芝麻治头痛失眠

【配方】黑芝麻 30 克，明天麻、焦黄柏各 12 克，补骨脂 15 克，焦枣仁、枸杞各 24 克，血茸片 1.5 克，蜂蜜适量。

【制用法】共研细末，炼蜜为丸，早、晚各服 4.5 克，开水送下。如头痛甚者加羌活、藁本；失眠甚者重用焦枣仁；记忆力减退者，重用茸参。

【功效主治】用治头痛失眠。

 百合治疗失眠

【配方】干百合 12 克。

【制用法】将百合磨成粉，早、晚分 2 次冲服。

【功效主治】清心安神，养阴润肺。用治伴有心悸、健忘、心神不宁的失眠。平常人久服，可起到保健延年的作用。

 糯稻根治疗失眠

【配方】糯稻根 60 克。

【制用法】水煎，每晚服 1 大碗。

【功效主治】用治失眠。

 芹菜根治疗失眠

【配方】芹菜根 60 克。

【制用法】水煎，睡前服。

【功效主治】用治失眠。

方 七 浮麦红枣甘草汤治疗失眠

【配方】浮小麦 100 克，大枣 30 克，甘草 10 克。

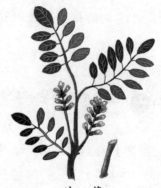

甘 草

【制用法】水煎服。

【功效主治】用治皮肤瘙痒、烦躁失眠、神经衰弱、癫痫。

方 八 莲子心治疗失眠

【配方】莲子心 30 个，盐少许。

【制用法】水煎，入盐少许，每晚临睡时服。

【功效主治】清热泻火，宁心安神。用治失眠、心悸，烦躁。

神经衰弱

　　神经衰弱是神经官能症中常见病症之一，多因长期情绪失调、用脑过度或病后体弱等原因引起。神经衰弱的临床表现较为广泛，涉及人体大部分器官和系统，但与心血管、神经系统的关系最为密切。主要表现为容易疲劳、易激动、注意力不集中、记忆力减退、头昏、头痛、失眠、乏力、烦躁、多疑、忧郁、焦虑等。一般病程较长，常反复波动。治疗主要是提高患者对疾病的认识，解除顾虑，树立战胜疾病的信心，进行适当的体育锻炼，给予必要的药物治疗。

方一 百合猪肉汤治神经衰弱

　　【配方】百合 50 克，猪瘦肉 200 克，盐少许。

　　【制用法】猪瘦肉切成小块，与百合加盐共煮烂熟，顿服。

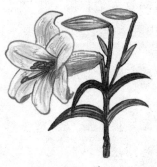

百　合

　　【功效主治】清热润肺，养血安神。用治神经衰弱之失眠，肺结核之低热、干咳、气促等。

方二 蜂蜜治失眠多梦

　　【配方】蜂蜜 50 毫升。

　　【制用法】温开水一杯加蜂蜜调和。睡前顿服。

　　【功效主治】养心安神。用治心阴不足所致的失眠多梦。

方三 虾壳枣仁汤治神经衰弱

　　【配方】虾壳 25 克，酸枣仁 15 克，远志 15 克。

　　【制用法】共煎汤。日服 1 剂。

　　【功效主治】安神镇静。用治

神经衰弱。

 糯米苡仁粥治神经衰弱

【配方】糯米（捣半碎）100克，薏苡仁 50 克，大枣 10 枚。

【制用法】按常法煮作粥。每日 1 次。

【功效主治】补中益气安神。用治神经衰弱。

 蝗虫粉治神经衰弱

【配方】蝗虫。

【制用法】蝗虫去足、翅，焙干研粉。每日服 10 克，分 2～3 次饭后服。

【功效主治】用治神经衰弱、肺结核、咳喘等。

 茯神粥宁心安神

【配方】茯神末 50 克，粳米100 克。

【制用法】先将粳米煮作粥，临熟，下茯神末同煮食之。

【功效主治】养心安神。用治睡不实、欲睡不得睡。

 鲜百合治神经衰弱

【配方】鲜百合 50 克，生、熟酸枣仁各 15 克。

【制用法】鲜百合用清水浸泡一夜；取生、熟枣仁水煎去渣，用其汁将百合煮熟。连汤吃下。

【功效主治】长食清心安神。用治神经衰弱和围绝经期综合征，适用于年老少寐者。

 鲜百合蜂蜜治虚烦不眠

【配方】鲜百合 80 克，蜂蜜适量。

【制用法】鲜百合与蜂蜜拌和，蒸熟。睡前食。

【功效主治】养阴除烦。用治虚烦不眠。

 莲子青芯治心烦失眠

【配方】莲子青芯 2 克。

【制用法】用开水浸泡。当茶饮。

【功效主治】清心开胃。用治心烦失眠、食欲差。

内科疾病偏方

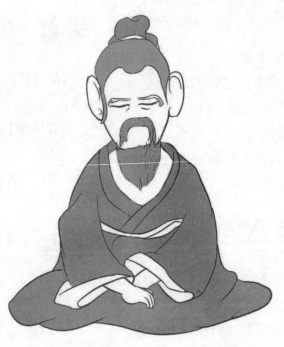

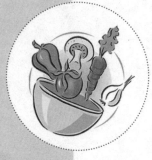

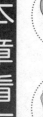

本章看点 ▼

- 感冒
- 哮喘
- 支气管炎
- 肺结核
- 高血压
- 低血压
- 冠心病
- 心绞痛
- 动脉硬化
- 胃炎
- 胃下垂
- 胃、十二指肠溃疡
- 痢疾
- 便秘
- 肝炎
- 肝硬化
- 慢性胆囊炎
- 胆石症
- 肺炎
- 肺气肿
- 胸膜炎
- 慢性肾炎
- 肾结石
- 肾病综合征

感　冒

　　感冒俗称"伤风"，四季均可发病，多因气候冷暖失常，风邪病毒侵袭人体所致。引起头痛、发热、鼻塞、流涕、喷嚏、恶寒、四肢酸痛、无汗、咽痒不适、痰稠、咳嗽、口渴、咽痛等症状。依据所感外邪和症状的不同，感冒又可分为风寒、风热、暑湿等证候。风寒者舌苔白、脉浮紧或浮缓、流涕、恶寒、发热等；风热者恶风、头痛、咽痛、舌苔黄、鼻涕黄、舌尖发红、脉象浮数；暑湿者（夏季多见）头胀痛沉重、鼻塞、少汗、胸闷、舌苔腻、脉象濡数。流行性感冒与感冒相似，但全身症状较重，具有很强的传染性和流行性，是由流感病毒引起的急性呼吸道传染病，是感冒的一种。本病好发于冬、春季节，常可造成人群流行。由于流感病毒有多种类型，因此，患一种类型的流感后，仍可以再患其他类型的流感。

 西瓜番茄汁治夏季感冒

　　【配方】西瓜、番茄各适量。

　　【制用法】西瓜取瓤，去子，用纱布绞挤汁液；番茄先用沸水烫，剥去皮，去子，也用纱布绞挤汁液。二汁合并，代茶饮用。

　　【功效主治】清热解毒，祛暑化湿。用治夏季感冒，症见发热、口渴、烦躁、小便赤热、食欲不佳、消化不良等。

 大白萝卜汁治感冒头痛

　　【配方】大白萝卜。

　　【制用法】将大白萝卜洗净，捣烂取汁；滴入鼻内，治各种头痛。饮用。

　　【功效主治】用治感冒头痛、火热头痛、中暑头痛及中风头痛等。

葱姜豆豉治伤风感冒

【配方】葱白 5 根，姜 1 片，淡豆豉 20 克。

【制用法】用沙锅加水 1 碗煎煮。趁热顿服，然后卧床盖被发汗，注意避风寒。

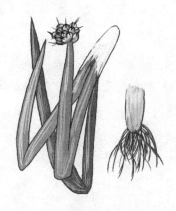

葱 白

【功效主治】解热透表，解毒通阳。用治感冒初起，症见鼻塞、头痛、畏寒、无汗等。

 口含生大蒜治感冒

【配方】生大蒜 1 瓣（去皮）。

【制用法】将蒜瓣含于口中，生津则咽下，直至大蒜无味时吐掉，连续 3 瓣即可奏效。

【功效主治】辛温解表，解毒杀菌。用治感冒初起，症见鼻流清涕、风寒咳嗽等。

 银花山楂汤治风热感冒

【配方】金银花 30 克，山楂 10 克，蜂蜜 250 毫升。

【制用法】将金银花与山楂放入沙锅内，加水置旺火上煮沸，3～5 分钟后，将药液滤入碗内；再加水煎熬一次后滤出药液；将两次药液合并，放入蜂蜜搅匀。服用时温热，可随时饮用。

【功效主治】清热解毒，散风止痛。用治风热感冒，症见发热头痛、口渴等。

 米醋预防流感

【配方】米醋不拘量。

【制用法】米醋加水适量，文火慢熬，在室内烧熏约 1 小时。

【功效主治】消毒杀菌。有预防流行性感冒、脑膜炎、胆囊炎之功效。

哮 喘

天气骤变，空气潮湿或是气压低时，最易诱发哮喘，其症状就是气急。上气不接下气，不仅呼吸困难，且带喘声，喉中咻咻作响，胸喉之间，顽痰淤积梗塞，有的兼有咳嗽。患者面色苍白，甚至发青发紫，眼球突出，冷汗淋漓，坐卧不宁，睡眠不安，有的因呼吸困难而言语不便。

此症致病原因，大致分为两种。一为心病性气喘，是因心脏有病而起。另一种是支气管性气喘，这纯粹是支气管本身所引起的毛病。发病时，应当先除邪治标，寒证用温化宣肺，热证用清热肃肺，佐以化痰、止咳、平喘之药；病久兼虚，当标本兼治。未发作时，应当用益气、健脾、补肾等法扶正培本。

方一 鸡蛋白治慢性支气管哮喘

【配方】鸡蛋 1～2 个，白胡椒 7～10 粒，白酒（60°）50 毫升。

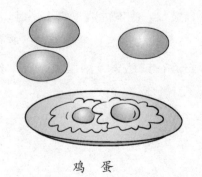

鸡 蛋

【制用法】将鸡蛋去黄留清，白胡椒碾成粉末，二者搅匀放在陶瓷杯内隔水加热至 30℃ 左右，然后倒入白酒，用火点燃，再用筷子搅拌，待鸡蛋清变成白色时，趁热一次服下。每日 1 次。

【功效主治】连服 45 日可根治支气管哮喘。

方二 仙人掌治支气管哮喘

【配方】仙人掌（去皮针）30 克，蜂蜜适量。

【制用法】熬服。每日 1 剂，消喘为止。

【功效主治】用治支气管哮喘，还可抑制肿瘤。

 鸡蛋油治支气管哮喘

【配方】鸡蛋数个。

【制用法】将鸡蛋煮熟，取蛋黄，压成粉状，入勺内煎熬，即出蛋黄油；鸡蛋黄油装入胶囊，日服 3 次，每次 2 丸。

【功效主治】此方对心脏性气喘和心悸均有效。用治支气管哮喘。

 白茅根桑白皮汤治哮喘

【配方】白茅根、桑白皮各 1 把。

【制用法】水煎，饭后服。

【功效主治】用治支气管哮喘。

 萝卜汁治急性气管炎

【配方】鲜白萝卜 500 克。

【制用法】将萝卜洗净带皮切碎，绞取汁。内服。

【功效主治】化痰热，散瘀血，消积滞。用治急性气管炎咳

喘，连服5～7日见效。

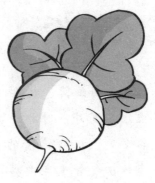

白萝卜

 麻黄前胡汤治哮喘

【配方】麻黄、石膏、前胡各 9 克。

【制用法】水煎服。每日 3 次。

【功效主治】用治哮喘症呼吸喘促、头痛发热、咯吐黄痰、痰稠胶黏，伴有哮鸣声。

 夹竹桃叶治哮喘

【配方】夹竹桃叶 2 片，糯米 60 克，糖适量。

【制用法】同煮，加适量糖。服食，但不宜多服。

【功效主治】用治支气管哮喘。

注：夹竹桃有毒，其用量不得超过 2 片。

支气管炎

本病是由细菌、病毒以及物理或化学刺激等因素引起的支气管炎症。多因外感时邪、烟呛等而致痰饮内聚所致，发病季节以冬、春多见。根据病情的长短，支气管炎症分为急性和慢性两种。急性支气管炎主要症状为频繁而刺激性干咳、胸骨后疼痛、恶寒发热、鼻塞头痛、肢体酸楚、咽痛，1～2天后咳出黏性痰液，早、晚咳嗽为主，痰液转浓，量增多，偶带血丝，伴有神倦、乏力、食欲减退等。慢性支气管炎主要症状为反复性慢性咳嗽、咳痰、伴有气喘等。如连续数年而未排除肺心病疾患的患者，容易并发阻塞性肺气肿和肺源性心脏病，严重的还会影响劳动、生活，甚至危及生命。发病期可从3月至数年不等。50岁以上患病率为10%～24%。

方一　霜丝瓜藤汤治气管炎

【配方】霜丝瓜藤150克。

【制用法】将丝瓜藤加水1碗，煎服。每日1次，10日为1个疗程，连服2个疗程。

【功效主治】用治气管炎。

方二　花生衣汤治慢性支气管炎

【配方】花生仁红衣60克，

糖适量。

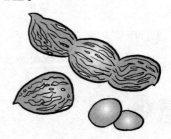

花　生

【制用法】加水文火煎约1小时，滤去衣，加糖。分2次服。

【功效主治】用治慢性支气管炎。

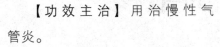

吸蒸汽治急性气管炎

【配方】水壶，内装小半壶水。

【制用法】将小半壶水置于炉子上，待水烧沸腾时，口对准壶嘴里冒出的蒸汽，一口一口地吸入，每次持续20～30分钟，每日2～3次。

【功效主治】对咳嗽疗效十分显著，尤其是外感风寒所引起的急性气管炎及支气管炎疗效更好。

注：当口腔对准壶嘴时，口与壶嘴要保持一定距离，在不烫伤口腔的前提下，尽量多吸入蒸汽。

闻蒜泥味治慢性气管炎

【配方】大蒜瓣（去皮）适量。

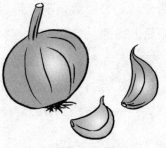

大 蒜

【制用法】将大蒜瓣捣成糊状装入一个塑料瓶内；每日早晨散步途中，打开瓶盖，把瓶口对准鼻孔，尽量吸嗅大蒜辛辣味，等辛辣味淡后再换新的。

【功效主治】用治慢性气管炎。

注：一患者68岁，30多岁时就患有慢性气管炎，轻度肺气肿。得此偏方后，从深秋开始到初春，天天如此，坚持两个冬天，病患彻底根除，近10年从未复发。

川贝冬花粉治气管炎

【配方】川贝母、款冬花、白及各15克，细辛6克。

【制用法】共研细末。饭后服，每次2克。如病情重，可去白及加杏仁15克，冰糖30克。

【功效主治】用治气管炎久咳肺损。

萝伞根汤治急性支气管炎

【配方】鲜大罗伞根（又名山大刀）30克。

【制用法】水煎服。每日1剂，日服2次。

【功效主治】用治急性支气管炎。

肺结核

　　肺结核是由结核菌毒传染而来，又称肺痨病。此病颇顽固，它的症状是感觉全身不适、疲倦厌食、心跳加速、盗汗、消瘦、精神改变，女性会月经失常，同时咳嗽，引起胸痛、脸颊潮红，有时肺组织损坏会导致吐痰、咯血。

　　要治愈肺结核，目前来说已不是难事，除了要靠患者的耐心外，食疗法也有其存在价值。

南瓜藤汤治肺结核病

　　【配方】南瓜藤（即瓜蔓）60克，白糖少许。

　　【制用法】加水共煎成浓汁。每日2次。

　　【功效主治】清肺和胃通络。用治肺结核之潮热。

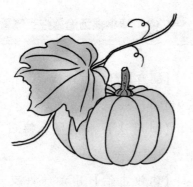

南　瓜

方二 白果生菜油治肺结核

　　【配方】白果（即银杏）、生菜油各适量。

　　【制用法】用生菜油浸泡整白果100日以上；每日早、中、晚各吃1枚（去核），儿童酌减。本品味甘苦微涩，有小毒，不可用过量。如服后出现身上有红点时，则应暂停，待红点消退后再继续服用。

　　【功效主治】温肺收敛，镇咳祛痰。用治肺结核，有较好疗效。

方三 壁虎鸡蛋治肺结核

　　【配方】壁虎1只（以活的为好），鸡蛋1个。

【制用法】将壁虎用清水洗净后放入鸡蛋内（鸡蛋一头打破成洞，再用半截蛋壳封头）；置于瓦片上用文火烤干碾成粉末，而后用白酒将其制成药丸。以白酒送服，每日服1只壁虎的剂量。

【功效主治】用治肺结核，特别是空洞性肺结核，对封洞有特效，一般7日见效，连服1个月为佳。

 百合蜜治结核病

【配方】鲜百合、蜂蜜各适量。

【制用法】百合与蜂蜜共放碗内蒸食。每日2次，可常服食。

【功效主治】清热润肺生津。能抑制结核菌扩散，促使结核病灶钙化。

 猪肺加贝母治肺结核

【配方】猪肺（或牛、羊肺）1具，贝母15克，白糖60克。

【制用法】将动物肺洗净，剖开一小口，纳入贝母及白糖，上笼蒸熟。切碎服食，每日2次。吃完可再继续蒸食。

【功效主治】清热润肺。有促使肺结核病变吸收钙化的作用。

 白果夏枯草汤治肺结核

【配方】白果仁12克，白毛夏枯草30克。

【制用法】将白果仁捣碎，同夏枯草共煎汤。每日1剂，分早、晚2次服下。

【功效主治】温肺益气。用治肺结核。

 猪肝白及粉治肺结核

【配方】猪肝、白及各适量。

【制用法】将猪肝切片，晒干，研成细粉，与白及粉相等量调匀。每服15克，每日3次，开水送下。

【功效主治】敛肺止血，消肿生肌。用治肺结核。

 天文草治肺结核

【配方】天文草3～9克。

【制用法】水煎服。日服2次，每日1剂。

【功效主治】用治肺结核。

高血压

高血压主要是由于高级神经中枢调节血压功能紊乱所引起，是以动脉血压升高为主要表现的一种疾病。

当收缩期血压达到18.6千帕（140毫米汞柱），舒张期血压达到12千帕（90毫米汞柱）时，称为临界高血压。

高血压患者在日常饮食方面，最忌口的三种食品：①刺激食品，如烈酒、咖啡，红茶也应减少。②浓厚盐类食物。③动物性脂肪。除此之外，中国民间长年流传下来的许多食疗法，都可用来一试，以期降低血压，达到痊愈的目的。

 柠檬马蹄汤治高血压

【配方】柠檬1个，马蹄（荸荠）10个。

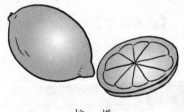

柠 檬

【制用法】水煎。可食可饮，常服有效。

【功效主治】用治高血压，对心肌梗死患者改善症状也大有益处。

 松花淡菜粥治高血压

【配方】松花蛋1个，淡菜50克，大米50克。

【制用法】松花蛋去皮，淡菜浸泡洗净，同大米共煮作粥，可加少许盐调味。食蛋菜饮粥，每早空腹用。

【功效主治】清心降火。用治高血压、耳鸣、眩晕、牙齿肿痛等。

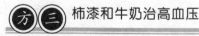 **柿漆和牛奶治高血压**

【配方】柿漆（即未成熟柿子榨汁）30毫升，牛奶1大碗。

【制用法】牛奶热沸，倒入柿漆。分3次服。

【功效主治】清热降压。用治高血压。对有中风倾向者，可作急救用。

 鲜西红柿治高血压

【配方】鲜西红柿2个。

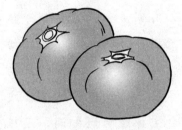

西红柿

【制用法】将西红柿洗净，蘸白糖，每早空腹吃。

【功效主治】清热降压，止血。用治血压高、眼底出血。

 莲心饮强心降血压

【配方】莲子心（莲子中的胚芽）2～3克。

【制用法】以开水沏。代茶饮用。

【功效主治】清心涩精，止血降压。用治高血压引起的头晕脑涨、心悸失眠等。

 鲜葫芦汁治高血压

【配方】鲜葫芦、蜂蜜各适量。

【制用法】将鲜葫芦捣烂绞取其汁，以蜂蜜调匀。每服半杯至1杯，每日2次。

【功效主治】除烦降压。用治高血压引起的烦热口渴症。

 玉米须煎饮治高血压

【配方】玉米须60克。

【制用法】将玉米须晒干，洗净，加水煎。每日饮3次。

【功效主治】利水降压。用治高血压。

 菊花酒治高血压病

【配方】菊花、生地黄、枸杞根各1000克，糯米适量。

【制用法】共捣碎，取水10000毫升煮至5000毫升，用此汁再煮糯米饭2500克；大曲细碎，同拌令匀，入缸密封，候澄清，日服3次，每服1盏。

【功效主治】壮筋补髓，延年益寿。用治高血压、糖尿病、动脉硬化症。

低血压

低血压主要是由于高级神经中枢调节血压功能紊乱所引起，以体循环动脉血压偏低为主要症状的一种疾病。成人如收缩压持续低于12千帕，并伴有不适症候时，一般即称为低血压。通常表现为头晕、气短、心慌、乏力、健忘、失眠、神疲易倦、注意力不集中等。女性可有月经量少、持续时间短的表现。原发性低血压，又称体质性低血压，女多于男，有家族倾向，多见于体弱与长期卧床的老人。继发性低血压的原因很多，凡可导致心排血量或循环血量减少的心血管病、甲状腺或肾上腺及垂体前叶功能减退等内分泌病和恶性肿瘤后期、重症糖尿病等慢性消耗性疾病等，均可继发；而体位性低血压可因自主神经功能失调，或压力感受器功能失调引起。

 西洋参切片治低血压

【配方】西洋参切片6克，茯苓片12克，麦冬15克，五味子6克，生姜3片，精瘦肉100～150克，精盐和味精各适量。

【制用法】先将药物放入沙锅内，加冷水浸泡20分钟后，武火煮沸入瘦肉，文火炖煮25～30分钟即可，加精盐和味精适量。每日1剂，分2次喝汤食肉，连进5～7剂。

【功效主治】用治低血压。

 人参糯米治低血压

【配方】人参、麦冬、五味子各5克，糯米10克，鱼1条。

【制用法】先将上述3药水煎后，取煎液；再把鱼刮鳞去肚杂，与糯米用上述煎液煮粥。食粥，每周2次，连服9周。

【功效主治】用治低血压症属气阴两虚者，效果较好。

鹿茸粉治低血压

【配方】鹿茸粉 0.3 克。

【制用法】灌入胶囊，每服 1 丸，或纳入鸡蛋内蒸熟吃。每日空腹服，连服 10～20 日，血压正常即停。

【功效主治】用治低血压。

 制附片枸杞子治低血压

【配方】制附片 10 克，肉桂（后下）、淫羊藿各 9 克，补骨脂 12 克，熟地黄、山茱萸各 10 克，枸杞子 9 克，黄精 12 克。

【制用法】水煎服。每日 1 剂，分 2 次服。

【功效主治】温肾填精。用治肾精亏损所致低血压。临床出现的主要症状包括头晕耳鸣，健忘，腰酸腿软，神疲嗜睡，怯寒，手足不温，夜多小便，舌质淡胖、苔薄白，脉沉细。

注：肢冷加巴戟天、鹿角片、紫河车；舌红、口干，加生地黄、麦冬；气短神疲、头晕欲倒，加人参；脉率缓慢、怕冷，加干姜、细辛，酌用麻黄；舌质偏黯或紫气，加川芎、当归、红花。

 独参汤治低血压

【配方】人参 9 克。

【制用法】煎汤服。

【功效主治】用治低血压。

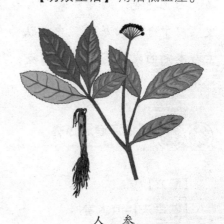

人 参

方六 肉桂桂枝茶治低血压

【配方】肉桂、桂枝、炙甘草各 9 克。

【制用法】开水泡。当茶饮，连服 10～20 日。

【功效主治】用治低血压。

冠心病

冠心病是冠状动脉性心脏病的简称，常因冠状动脉血液供应不足或冠状动脉粥样硬化产生管腔狭窄或闭塞，导致心肌缺氧而引起，是临床上最为常见的一种心血管疾病。其形成原因多与体内脂质代谢调节紊乱和血管壁的正常功能结构被破坏有关。主要表现为心绞痛、心肌梗死、心律失常、心力衰竭或猝死等。在我国发病率甚高，发病以中老年人居多。中医认为年老体衰、情志、饮食、劳逸等因素与本病的发生有关，属胸痹、真心痛、厥心痛范畴。

方一 葛根汤治冠心病

【配方】葛根30克。

【制用法】煎水常服。

【功效主治】用治冠心病，并对脑血栓、突发性耳聋有效。

方二 首乌黑豆炖山甲治冠心病

【配方】何首乌60克，黑豆60克，穿山甲肉250克，油、盐适量。

【制用法】将穿山甲肉洗净切碎，放入沙锅内炝汁炒透，加入何首乌、黑豆，再加清水约3碗；先用旺火，后用文火熬汤，最后加盐、油调味。饮汤吃肉，每日2次。

【功效主治】活血逐瘀，降血脂。用治动脉粥样硬化引起的冠心病。

方三 蜂蜜首乌丹参汤治冠心病

【配方】蜂蜜25毫升，何首乌、丹参各25克。

【制用法】先将2味中药水煎去渣取汁，再调入蜂蜜拌匀，每日1剂。

【功效主治】益气补中，强心安神。用治冠状动脉粥样硬化性心脏病。

丹参茶治冠心病

【配方】丹参 20 克。

【制用法】煎水常服。

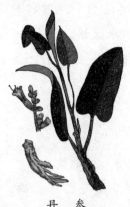

丹 参

【功效主治】用治冠心病、脑血栓。

 银杏叶茶治冠心病

【配方】银杏叶 30 克。

【制用法】煎水常服。

【功效主治】降压。用治冠心病。

 鳜鱼治冠心病

【配方】鳜鱼适量，灵芝 30 克。

【制用法】将鳜鱼晒干，煅烧研末；灵芝煮水。每次 3～6 克，每日 2 次，用灵芝水冲服。

【功效主治】滋补强身，益心复脉。用治冠心病心律失常、充血性心力衰竭。

 川芎茶治冠心病

【配方】川芎 10 克。

【制用法】煎水常服。

【功效主治】川芎能通过血脑屏障，有降血压作用。用治冠心病、脑血栓。

 适量饮酒可预防冠心病

【配方】葡萄酒或白兰地（以低度酒为限）。

【制用法】每日用餐时适量酌饮。

【功效主治】预防冠心病。

 白果叶汤治冠心病

【配方】白果叶、栝楼、丹参各 15 克，薤白 12 克，郁金 10 克，甘草 4.5 克。

【制用法】共煎汤。每日早、晚各服 1 次。

【功效主治】宽胸解郁。用治冠心病心绞痛。

心绞痛

本病是一种由冠状动脉供血不足、心肌急剧和暂时的缺血与缺氧而致阵发性前胸压榨感或疼痛为特点的临床症候。

本病的发作多在劳累、激动、受寒、饱食、吸烟时。发作时心电图有心肌缺血等表现，即可进行诊断。

 栀子、桃仁治心绞痛

【配方】栀子、桃仁各12克，炼蜜30毫升。

【制用法】将2药研末，加蜜调成糊状；把糊状药摊敷在心前区，纱布敷盖，第一周每3日换药1次，以后每周换药1次，6次为1个疗程。

【功效主治】用治心绞痛。

 黄芪党参治心绞痛

【配方】黄芪15克，党参10克，炙甘草6克，川芎10克，当归9克，赤白芍10克，红花10克，广郁金10克。便溏，加怀山药、白术、茯苓、莲肉；舌红、口干、失眠、自汗，合生脉散，

酌加麦冬、生地黄、玉竹、丹参、五味子、酸枣仁；胸痛、胸闷、太息，加枳壳、片姜黄、香橼皮、佛手片、失笑散，或间服三七粉；胸闷、苔腻，加苍术、川厚朴、法半夏、栝楼皮、石菖蒲。

【制用法】水煎服。每日1剂，分2次服。

【功效主治】益气通脉，理气活络。用治心绞痛。症状：胸闷气短，或伴胸痛，劳累易作，静息则止，头晕心悸，神疲乏力，苔薄、舌质偏黯或有紫气，脉细弱。

 栝楼薤白治心绞痛

【配方】栝楼、薤白各12克，白酒适量。

【制用法】将3药慢火同煎

服；1日2次，饭后服用。

【功效主治】用治心绞痛。

 老榕树根治心绞痛

【配方】老榕树根 30 克，菁草根 15 克，余甘根 30 克。

【制用法】上药共入锅煎水。饭后服，每周服药 6 日，连服 4 周为 1 个疗程。

【功效主治】用治心绞痛。

 青柿子治心绞痛

【配方】七成熟的青柿子1000克，蜂蜜 2000 毫升。

【制用法】将柿子洗净去柿蒂，切碎捣烂，用消毒纱布绞汁，再将汁放入沙锅内，先用大火后改小火煎至浓稠时，加蜂蜜，再熬至黏稠，停火，冷却，装瓶。开水冲饮，每次 1 汤匙，每日 3 次。

【功效主治】用治心绞痛。

 西洋参治心绞痛

【配方】西洋参、川三七各10 克，鸡内金、琥珀、珍珠粉各10 克，人工麝香 0.3 克。

【制用法】上药共研细末，调匀。每次服 2 克，日服 2～3 次。

【功效主治】用治心绞痛。

 鸡蛋治心绞痛

【配方】鸡蛋 25 个，朱砂 3克，珍珠粉 3 克。

【制用法】将鸡蛋煮熟，取出蛋黄，放锅内用文火炒，至出黑烟为度；然后放在双层纱布里榨取蛋黄油；榨后再炒，至第二次为止；再将朱砂、珍珠粉加入蛋黄内搅匀。每日服 1 剂，连服 10 剂。

【功效主治】用治心绞痛。

 马齿苋韭菜治心绞痛

【配方】马齿苋、韭菜各等份，葱、姜、猪油、酱油、盐、鸡蛋各适量。

【制用法】将马齿苋、韭菜分别洗净，阴干 2 小时，切碎末，将鸡蛋炒熟弄碎，然后将马齿苋、韭菜、鸡蛋拌在一起，加上精盐、酱油、猪油、味精、葱、姜末为馅，和面做成包子，蒸熟食用。根据食量食用。

【功效主治】用治心绞痛。

动脉硬化

　　该病最常见的是动脉粥样硬化，即动脉血管壁增厚，失去弹性而变僵硬，胆固醇与其他脂肪类物质沉积在动脉管壁上，使动脉管腔变得狭小，组织器官缺血，血管壁变硬，发脆易破裂出血。较易发生的部位是主动脉、脑动脉和心脏的冠状动脉。中年以后最易发生动脉粥样硬化，早期病理变化是胆固醇和脂质沉积于动脉内膜中层，并可由主动脉累及心脏的冠状动脉及脑动脉、肾动脉，从而引起管腔狭窄、血栓形成甚至闭塞，导致有关器官的血液供应发生障碍。其主要致病因素是脂肪代谢紊乱和神经血管功能失调。治疗方法主要在于调整脂肪代谢和神经血管功能，适当的体力活动、少吃动物性脂肪和不吸烟为重要防治措施。此外，该病还有动脉中层硬化和小动脉硬化等形式。

 泽泻白术治脑动脉硬化

【配方】泽泻 30 克，白术 12 克，天麻 12 克，半夏 12 克，决明子 20 克，潼蒺藜 18 克，刺蒺藜 18 克，牛膝 12 克，钩藤（后下）25 克，桑寄生 18 克，胆南星 6 克，杏仁 12 克（后下），牡丹皮 12 克，全蝎 5 克。

【制用法】水煎服。

【功效主治】用治脑动脉硬化，以及眩晕、耳鸣、记忆力减退、舌红、苔黄等。

注： 本方有平肝潜阳、化痰通络功能，并可降血压和胆固醇。

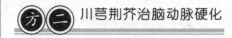 **川芎荆芥治脑动脉硬化**

【配方】川芎 15 克，荆芥 10 克，防风 10 克，细辛 3 克，香附 10 克，薄荷（后下）10 克，羌活 10 克，白芷 10 克，菊花 15 克，赤芍 15 克，延胡索 10 克，龙胆

草 12 克。

【制用法】以茶叶为引，水煎服。

【功效主治】用治脑动脉硬化、偏正头痛或巅顶作痛、目眩。

注：本方具有疏散风邪、活血散瘀、通脑活络作用。

 槐花治脑动脉硬化

【配方】槐花、山楂、丹参、木贼各 25 克，赤芍、黄精、川芎、徐长卿（后下）、牛膝、虎杖、何首乌各 15 克。

【制用法】加水煮沸 20 分钟，滤出药液；再加水煎 20 分钟，去渣，两煎此汤药液对和，分服，每日 1 剂。

【功效主治】用治动脉硬化。

 鳖甲牡蛎治脑动脉硬化

【配方】鳖甲、牡蛎各 60 克，生地黄、熟地黄、女贞子、甘蔗各 20 克。

【制用法】加水煮沸 20 分钟，滤出药液；再加水煎 20 分钟，去渣，两煎此汤药液对和，分服，每日 1 剂。

【功效主治】用治主动脉硬化。

 山楂龙眼治脑动脉硬化

【配方】山茱萸肉、山楂肉、龙眼肉各 20 克，石决明、决明子、菊花、何首乌各 15 克，生地黄、金银花、蒲公英、赤芍、甘草各 10 克。

【制用法】加水煮沸 20 分钟，滤出药液；再加水煎 20 分钟，去渣，两煎此汤药液对和，分服，每日 1 剂。

【功效主治】用治脑动脉硬化症、失眠、多梦。

 陈醋鸡蛋治脑动脉硬化

【配方】陈醋 100 毫升，鲜鸡蛋 1 个。

【制用法】将陈醋放入带盖的茶杯内，再将鲜鸡蛋放入，盖上密封 4 日后，将鸡蛋壳取出，把鸡蛋和醋搅匀，再盖上盖密封 3 日后即可用。1 剂可服 7 次，1 次口服 5 毫升，每日 3 次。

【功效主治】预防动脉硬化。

胃　炎

胃炎是胃黏膜炎性疾病，分急性、慢性两大类。急性胃炎主要是指因食物中毒、化学品或药物刺激、腐蚀、严重感染等引起的胃黏膜急性病变。主要诱因有烈酒、浓茶、咖啡、辛辣食物、药物、物理因素（粗糙食物）、细菌等。在夏、秋季起病急，主要表现为发热、恶心、呕吐、腹泻、腹痛、脱水、休克、脐周压痛等，有时与溃疡相似，应及时治疗。中医认为，本病属于湿热下注、脾胃失调所致，治疗时应清热利湿、解痉止痛、调理脾胃。

 蒲公英汤治胃肠病

【配方】蒲公英叶和根以2：1的比例混合。

【制用法】水煎服。

【功效主治】强化胃肠。用治因饮食不慎而导致的消化不良。

 紫苏子汁治胃炎

【配方】紫苏子适量。

【制用法】捣汁煎饮。每次口服4.5～9克。

【功效主治】用治胃炎、反胃、呕吐。

方三　生姜治嗳气

【配方】生姜连皮1大块。

【制用法】黄泥包火煨，闻香气后取出，去泥切片，开水泡，当茶饮。

【功效主治】用治嗳气。

方四　旋覆花治嗳气

【配方】旋覆花（包煎）、紫苏梗各9克，清炙枇杷叶（去毛，包煎）12克。

【制用法】水煎温服。

【功效主治】用治嗳气。

方五 山楂汤治消化不良

【配方】山楂 120 克。

山 楂

【制用法】水煎服。

【功效主治】用治食肉不化。

方六 炒麦芽汤治面食伤食

【配方】炒麦芽 20 克。

【制用法】水煎服。

【功效主治】用治面食伤食。

方七 姜醋粉治食积

【配方】生姜 30 克，醋适量。

【制用法】加水 1 碗半与醋共煮沸。代茶饮，2 周至 1 个月见效。

【功效主治】用治食积、完谷不化。

方八 吴萸治恶心吐酸

【配方】吴茱萸（开水泡去苦水）9 克。

【制用法】水煎服，或加生姜 3 克，共煎服。

【功效主治】用治恶心、吐酸。

方九 猪血粉治胃滞胀满

【配方】猪血（不加盐）适量。

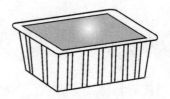

猪 血

【制用法】去水晒干，研为细末。每服 6～9 克，酒服，取泄。

【功效主治】用治中满腹胀。旦食，不能暮食。

方十 陈皮治胸胃胀痛

【配方】陈皮 30 克，白糖适量。

【制用法】将陈皮土炒至皮黄色、起珠，取出研细末，每服 9 克，冲白糖空腹服。

【功效主治】用治胸胃胀痛。

胃下垂

　　胃下垂多半与胃弛缓一起发生，所以其症状相似，至于纯粹的胃下垂，其特征是胃有压迫感，腰痛时，腹部会有裂开般剧痛。此症会有头痛及不眠的情形发生。

　　中医学认为胃下垂是气虚下陷，主张补中益气，故宜食用易消化而富含营养的食品，包括糯米粥、蛋、奶、瘦肉、鱼、家禽、猪肝、蔬菜等，酵母类食物尤为相宜。但要少量多餐，汤水少喝。

方一　白胡椒猪肚治胃下垂

【配方】猪肚 250 克，白胡椒 15 克。

【制用法】将猪肚、白胡椒一起煮烂食用。每日 1 剂，连服 7 日。

【功效主治】用治胃下垂。

方二　蓖麻子膏治胃下垂

【配方】蓖麻子仁、五倍子各 1.5 克。

【制用法】共研成细末，水调成糊状，备用；敷于疼痛中心处，再用胶布固定。贴后每日早、晚用热水袋熨 5～10 分钟，第四日晨揭去膏药。休息 1 日，如法再

贴第 2 个疗程，连续 6 次可愈。

【功效主治】用治胃下垂。

方三　苏枳壳治胃下垂

【配方】苏枳壳 25 克，野山楂 15 克。

【制用法】用水煎，去渣，每日 2 次分服，要持续使用才有效。

【功效主治】用治胃下垂。

方四　子母鸡治胃下垂

【配方】子母鸡 1 只，干姜、砂仁、公丁各 3 克。

【制用法】将子母鸡（童鸡）宰杀后，去毛洗净，保留心、肝、

肺；将鸡切成小块，放入沙锅中，用文火炖至烂熟，再把干姜、公丁、砂仁研成细末，吃时加入鸡肉汤中。每3日吃1只鸡，1日分2次食用。一般吃1～5只鸡即能生效。

【功效主治】补中益气举陷。用治胃下垂。

 方五 人参砂仁治胃下垂

【配方】人参、砂仁各30克，苍术60克，陈皮20克，九香虫30克。

【制用法】共研细末装入胶囊，每次2克，日服3次。

【功效主治】用治胃下垂。

方六 荷叶蒂治胃下垂

【配方】新鲜荷叶蒂4个，莲子60克，白糖适量。

【制用法】将荷叶蒂洗净，对半切两刀，备用；莲子洗净，用开水浸泡1小时后，剥衣去心；把上2者倒入小钢精锅内，加冷水2大碗，小火慢炖2小时，加白糖1匙，再炖片刻，离火。当点心吃。

【功效主治】补心益脾，健胃消食。用治脾虚气陷、胃弱食滞之胃下垂。

方七 炙黄芪治胃下垂

【配方】炙黄芪120克，防风3克，炒白术9克，炒枳实15克，煨葛根12克，山茱萸15克。

【制用法】水煎服。每日1剂，分2次服。

【功效主治】益气举陷升阳。用治中气下陷、脾胃虚火型之胃下垂。

方八 茯苓黄芪汤治胃下垂

【配方】茯苓35克，枳壳、黄芪各20克，白术12克，佛手9克，升麻、炙甘草、肉桂（后下）各6克。

【制用法】加水煎沸15分钟，滤出药液；再加水煎20分钟，去渣，两煎所得药液对匀。分服，每日1～2剂。

【功效主治】用治胃下垂，餐后腹胀并有下坠感，食欲减退，倦怠，腹泻。

胃、十二指肠溃疡

　　胃溃疡的发生，现代医学认为是胃黏膜的血液循环不良时，该部位的抵抗力降低，在这些抵抗力较弱的地方，由于受到过多的胃酸刺激，而产生溃疡，所以，胃酸过多是溃疡的主因。

　　十二指肠溃疡症状和胃溃疡差不多，发生的原因也大致相同，但是疼痛的部位是在心窝部偏右方，比胃溃疡痛的部位稍稍向右又要低一点，表面上易区别的是疼痛的时间，十二指肠溃疡大多在饥饿时，或是食后半夜作痛。

　　严重的溃疡会大量出血而成休克状态，也有迁延不治，导致穿孔、幽门狭窄和严重的腹膜炎等并发症，会危及生命，所以平常如见所解大便为深咖啡或黑色时，就能自行诊断，可能是胃溃疡的征兆。

 附片白术汤治溃疡

　　【配方】制附片、炒白术、高良姜、香附末、炒枳壳、干姜炭各10克，醋煅大黄炭6克。

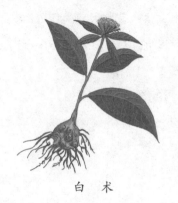

白　术

【制用法】水煎，头、二煎混合均匀，早、午、晚饭后分服。

【功效主治】温中散寒，行气止痛。用治慢性胃炎、胃及十二指肠溃疡。

 及灵散治溃疡

　　【配方】白及、枳实各45克，碳酸氢钠10克，痢特灵片3克。

　　【制用法】共研细末贮瓶备用。饭前内服，每日3次，每次3克，小儿用量酌减。

【功效主治】用治胃及十二指肠溃疡。

方三　蒲黄治溃疡

【配方】蒲黄（包煎）9克，五灵脂（包煎）12克，赤芍药、丹参各9克，延胡索10克，檀香（后下）、砂仁（后下）各6克，枳壳9克。

【制用法】水煎服。每日1剂，分2次服。

【功效主治】活血通络。用治血瘀络阻所致的溃疡病。

方四　柴胡香附治溃疡

【配方】柴胡9克，香附6克，枳壳10克，川芎9克，白芍

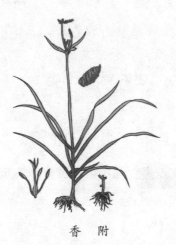
香　附

6克，甘草、广木香、砂仁（后下）各5克，陈皮9克。

【制用法】水煎服，每日1剂，分2次服。

【功效主治】疏肝和胃。用治肝胃不和所致的溃疡病。

方五　党参治溃疡

【配方】党参9克，黄芪10克，白术6克，茯苓9克，桂枝、干姜各6克，白芍5克，甘草3克，木香8克，砂仁（后下）9克，陈皮10克。

【制用法】水煎服。每日1剂，分早、晚服。

【功效主治】温脾养胃。用治脾胃虚寒所致的溃疡病。

方六　蚌贝散治胃溃疡

【配方】淮蚌粉90克，贝母50克，甘草30克，红糖60克。

【制用法】共为细面。日服3次，每次3克。

【功效主治】用治胃及十二指肠溃疡。

痢　疾

　　痢疾是由痢疾杆菌、溶组织阿米巴所引起的肠道传染病的总称，它有细菌性痢疾和阿米巴痢疾两类。前一类常见，中医称为肠澼、滞下，因症状不同分为赤痢、白痢、赤白痢、噤口痢、休息痢等。初起时多属湿热积滞，久痢多属虚寒。该病从口中进入，在肠中发展，引起结肠炎、溃疡和出血等。

　　中医认为，气分热而腐化成汁，下泻为白痢；血分热而下溃则为赤痢；肠胃热灼，津液不升，舌干咽涩，不能进口就成噤口痢；肝气太盛就成为暴注；瘀热留在腹膜内成休息痢。虽然变化多端，不外乎表里寒热之分。一般赤痢为热，白痢为寒；头疼身热、筋骨疼痛、胀满恶食、渴饮、畏热喜冷、脉强都是"实"，反之则"虚"。

 铁苋菜治急性菌痢

　　【配方】鲜铁苋菜250克或干品50～100克。

　　【制用法】水煎服。每日2次。如用散剂，每日3次，每服3克。

　　【功效主治】用治急性菌痢。

 马鞭龙芽草饮治痢疾

　　【配方】马鞭草、龙芽草各900克，海蚌含珠600克，大蒜120克，糖适量。

　　【制用法】洗净，置锅内，加水10000毫升，煎至6000毫升，去渣，浓缩至4400毫升，酌加食糖适量调味。成人每日服200～300毫升，分3次服，10岁左右儿童每日服80～150毫升，小儿酌减。孕妇忌服。

　　【功效主治】用治痢疾。

 乌梅陈茶叶治赤白痢疾

　　【配方】乌梅3个，陈茶叶、紫苏叶、老生姜、白糖各9克。

【制用法】用水适量，煎取400毫升。白痢即时服，赤痢将煎液露一宿温服，无不应。

【功效主治】温脾利湿，补虚止痢。用治赤白痢疾。

 细菜核桃仁治痢疾

【配方】细菜6克，核桃仁30克，生姜、红糖各9克。

【制用法】用水共煎40分钟，取液400毫升，分2次空腹热服。

【功效主治】温中健脾，补肾止痢。用治寒湿痢。

方五 诃子肉治久泻久痢

【配方】诃子肉15克，生姜10克，粳米100克。

【制用法】先煎前2味，去渣取汁，入米煮粥，随意食。

【功效主治】涩肠止泻。用治久泻久痢不止、滑泻不固。

方六 白芍当归治湿热痢疾

【配方】白芍15克，当归9克，黄芩12克，地榆15克，木香、槟榔各9克，金银花15克，

甘草6克。

【制用法】水煎服。每日1剂，分2次服。

【功效主治】清热利湿，调气和血。用治暑热湿毒蕴结于肠中所致的湿热痢。

方七 葛根黄连治疫毒痢疾

【配方】葛根、黄连、黄芩各9克，地榆15克，秦皮9克，连翘、钩藤（后下）各15克，全蝎3克，石菖蒲6克。

【制用法】上药煎汁，将紫雪散入煎剂中5分钟后鼻饲。

【功效主治】清热解毒，息风开窍。用治疫毒痢。

方八 胖大海治痢疾

【配方】胖大海15克，开水200毫升。

【制用法】将胖大海放碗中冲开。如红痢加白糖15克，白痢加红糖15克，服汁并食胖大海肉。

【功效主治】用治痢疾。一般1～3剂可愈。

便　秘

便秘指大便干结、排出困难、排便间隔时间延长，通常两三天不大便，或有便意，但排便困难者。本病发生原因常有燥热内结、气虚传送无力或阴虚血少等。

方一　当归治年老所致的便秘

【配方】当归60克，白芍9克，火麻仁30克，郁李仁15克，肉苁蓉15克，黑芝麻24克，甘草6克，蜂蜜适量。

【制用法】水煎，冲蜂蜜60毫升，温服。

【功效主治】用治年老或久病津液短少所致的便秘。

方二　沙参玉竹治便秘

【配方】沙参、玉竹各50克，老雄鸭1只，调料适量。

【制用法】将鸭去毛及内脏，洗净，与沙参、玉竹同入沙锅内，加葱、姜、水，烧沸，文火焖煮1小时，至鸭肉烂熟，入盐、味精随意食。

【功效主治】用治肺虚久咳、胃阴亏损之肠燥便秘。

方三　麻仁杏仁治便秘

【配方】麻仁、杏仁、苦蒌各等份，白蜜适量。

【制用法】3味共为细末，白蜜炼为丸如枣大，每日服2~3丸，温开水送下。

【功效主治】清热润肠。用治热结所致的便秘。

方四　香蕉治便秘

【配方】香蕉1~2个，冰糖适量。

【制用法】将香蕉去皮，加冰糖适量，隔水炖服，每日1~2次，连服数日。

【功效主治】用治津枯肠燥之便秘。

 松仁糯米治便秘

【配方】松仁 15 克，糯米 30 克。

【制用法】先煮粥，后将松仁和水作糊状，入粥内，待 2～3 沸，空腹服用。

【功效主治】用治气血不足所致便秘。

 人参白术治气虚便秘

【配方】人参 9 克，白术、茯苓各 12 克，黄芪 15 克，黄精、当归各 10 克，柏子仁 10 克（冲），松子仁 10 克（冲），甘草 7 克。

【制用法】水煎服。每日 1 剂，分 2 次服。

【功效主治】用治气虚便秘。

 猪脊瘦肉治便秘

【配方】猪脊瘦肉、粳米各 100 克，茴香、食盐、香油、川椒粉各少许。

【制用法】先将脊肉切成小块，在香油中稍炒，后入粳米煮粥，将熟，入茴香、川椒、食盐等，再煮 1～2 沸，早、晚空腹食。

【功效主治】用治热病伤津之便秘。

 芦荟和朱砂治便秘

【配方】芦荟 56 克，朱砂 40 克。

【制用法】将上药研细末，和好酒为小豆大小的丸剂，1 次 4～6 克，热水送服。

【功效主治】本方是便秘的特效药，早晨服晚上见效，晚上服翌日早晨见效。

 白术苍术汤治气虚性便秘

【配方】白术、苍术、肉苁蓉各 50 克，枳壳 10 克。

【制用法】上药共煎 2 次，每次以文火煎 1 小时以上，取浓液 1 碗，然后将渣除去，再将 2 次药液煮至半碗，1 次温服。7 岁以下儿童适当减量。

【功效主治】用治气虚性便秘。

肝　炎

　　肝为五脏之一，形窍于目，有藏血、疏泄等功能。肝脏发生炎性病变，就是肝炎。肝炎的病因有病毒、细菌、阿米巴等感染，也可由于毒素、药物、化学品中毒等引起，有急性、慢性之分。症状上共同之处为恶心、食欲差、脘腹胀闷、大便时溏时秘、易疲劳、发热、出虚汗、肝区不适或疼痛、隐痛、肝功能异常、肝大、乏力等。传染性肝炎又叫病毒性肝炎，多由肝炎病毒引起。现在已知肝炎至少可有甲、乙、丙、丁、戊等多种。该病预后危险，且极易传播，故确诊后应对患者分床分食进行隔离为好。治疗以中西医结合为佳。

 沙冬汤治慢性肝炎

【配方】沙参、天冬、女贞子、熟枣仁各15克，石斛18克，玉竹24克，茉莉花9克，䗪虫、九香虫各6克。

【制用法】水煎服。

【功效主治】用治慢性肝炎。

 黄豆白菜干治病毒性肝炎

【配方】黄豆60克，白菜干45克，茵陈30克，郁金9克，栀子6克，柴胡6克，通草6克。

【制用法】黄豆与白菜干煎汤饮服，早、晚另煎服茵陈等五味中药服。

【功效主治】疏肝理气，退黄。用治病毒性肝炎。

方 三 **当归炖母鸡治慢性肝炎**

【配方】当归、党参各15克，母鸡1只，葱、姜、料酒、盐各适量。

【制用法】将母鸡开膛去内脏，洗净；将当归、党参放入鸡腹内，置沙锅内，加水，下葱、

民间偏方养生治病一本通

姜、料酒、盐各适量；沙锅放旺火上烧沸，改用文火煨炖至烂。吃肉饮汤，分次吃完。

【功效主治】补血强体。用治肝脾血虚之慢性肝炎和各种贫血。

 田螺治黄疸性肝炎

【配方】大田螺 10～20 个，黄酒半小杯。

【制用法】田螺放于清水中漂洗干净，捣碎去壳，取螺肉加入黄酒拌和，再加清水炖熟。饮其汤，每日 1 次。

【功效主治】清热利湿，通便解毒。用治湿热黄疸、小便不利及水肿。

 芍药大黄汤治高黄疸肝炎

【配方】赤芍药 30～60 克，大黄 10～30 克，茵陈 30 克，板蓝根 30 克，泽兰、车前子（包煎）各 15 克，郁金 12 克。

【制用法】加水煎沸 15 分钟，滤出药液；再加水煎 15 分钟，去渣，两煎所得药液对匀，分服，每日 1 剂。

【功效主治】用治高黄疸肝炎

（其中有急性重症肝炎、慢性重症肝炎、淤胆型肝炎、急性黄疸型肝炎）。

 甲鱼治慢性肝炎

【配方】怀山药、桂圆肉各 15～25 克，水鱼 1 只（即甲鱼）。

【制用法】先用热水烫水鱼，使其排尿，切开洗净去肠腔，然后将水鱼肉与壳一起连同怀山药、桂圆肉放炖盅内，加水适量，隔水炖熟服用。

【功效主治】治阴补阳。用治慢性肝炎之症见气血不足者。

 健脾解郁汤治慢性肝炎

【配方】党参、板蓝根、白术、丹参各 15 克，白芍、柴胡、郁金、陈皮、黄芪、茵陈各 10 克，半夏曲 12 克。

【制用法】水煎服。每日 1 剂，30 日为 1 个疗程，一般治疗 2～3 个疗程。麝香草酚浊度试验（TTT）或硫酸锌浊度试验（ZnTT）试验长期阳性者加服当归丸（片）。

【功效主治】用治慢性肝炎。

肝硬化

肝硬化是慢性弥漫性肝脏病变，可由多种疾病所引起。由于种种原因，肝细胞破坏后，得不到修复，形成脂肪浸润和纤维组织增生，造成肝硬化。早期表现与慢性肝炎相似，此时若不注意治疗调养，可发展到肝脾肿大、腹水，甚或呕血、昏迷等。常用的有效的临床偏方、验方主要如下。

 苍术白术治肝硬化腹水

【配方】苍术、白术各 10 克，青皮、陈皮各 9 克，厚朴 9 克，枳实 9 克，香附 6 克，丁香 6 克，砂仁（后下）10 克，茯苓 10 克，大腹皮 15 克，猪苓 15 克，泽泻 15 克，灯心草 6 克，生姜 3 片。

【制用法】水煎服。

【功效主治】用治肝硬化腹水。

 山甲三棱治晚期肝硬化

【配方】穿山甲、三棱、莪术、䗪虫各 9 克，鳖甲、当归、北黄芪、白术、法半夏各 30 克，田七 3 克（研末冲服），郁金 15 克，党参 18 克，云茯苓 24 克，炙甘草、干姜各 6 克，桃仁 12 克。

【制用法】以水 5 碗，先煎鳖甲、穿山甲成 2 碗；纳诸药煎成一碗半，分 2 次冲服田七末，每日服 1 剂，至症状消失为止。如患者发热，则去参、芪、术、草。加秦艽 18 克，青蒿、黄芩各 9 克，地骨皮 18 克。

【功效主治】用治晚期肝硬化。服十几剂可愈。

 地黄汤治肝硬化

【配方】生地黄 15 克，沙参、麦芽、鳖甲、猪苓各 12 克，麦门冬、当归、枸杞子、郁金各 9 克，川楝子、丹参各6克，黄连3克。

【制用法】加水煎沸15分钟，滤出药液；再加水煎20分钟，去渣，两煎所得药液对匀。分服，每日1剂。

【功效主治】用治肝硬化。

 虎杖根治肝硬化腹水

【配方】虎杖根、竹节黄、金樱根、绒毛鸭脚木（根皮）、土杜仲（根皮）、奶汁藤（藤茎）、三叉苦钩藤各10克。

【制用法】每日1剂，水煎分2次服。另用炮穿山甲，一匹绸叶各等量，捣烂敷脐部，每日1次。

【功效主治】活血祛瘀，通络除湿。用治肝硬化腹水。

 当归白芍治肝硬化

【配方】当归、白芍各9～15克，丹参14～30克，郁金9～15克，败酱草15～30克，栀子、牡丹皮各6～12克，鳖甲（先煎）15～30克，生地黄9～15克，白术6～12克，茯苓9～15克，黄花15～30克，茵陈9～30克。

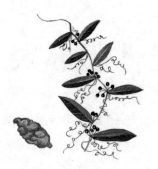

茯苓

【制用法】水煎服。每日1剂，分2次服。

【功效主治】疏肝祛湿，软坚化瘀。用治肝郁热蕴型肝硬化。

 半边莲治肝硬化

【配方】半边莲50克。

【制用法】水煎服。每日1剂，2次服完。

【功效主治】用治肝硬化。

柴胡甘草治肝硬化

【配方】柴胡15克，甘草10克，杭白芍15克，枳壳10克，川芎15克，香附、青皮各10克，苍术15克，厚朴10克。

【制用法】水煎服。每日1剂，分2次服。

【功效主治】疏肝理气，消满除胀。用治气滞肝郁型肝硬化。

慢性胆囊炎

慢性胆囊炎是胆囊疾病中最常见的疾病。本病有时为急性胆囊炎的后遗症，但多数病例并无急性发作史。大多数的慢性胆囊炎都有胆道梗阻或胆汁流通不畅等因素存在。慢性胆囊炎的临床表现，随病理变化的程度及有无并发症而有所不同，轻者可无症状，一般患者有轻重不同的腹胀、上腹部或右上腹不适感、持续性疼痛或肩胛区放射性疼痛、胃中有灼热感、嗳气、泛酸，特别是在饱餐后或食油煎及高脂肪食物后加剧。

中医认为本病是由于饮食不节、进食油腻食品、寒温不调、情志不畅及虫积等因素，导致肝胆气滞、湿热壅阻、通降失常而成。

 大黄冰片治慢性胆囊炎

【配方】大黄30克，冰片5克，醋适量。

【制用法】研成细末，用适量醋调成糊状，敷于胆囊区（右乳

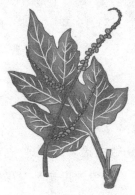

大黄

直下肋缘边左右），每日数次。

【功效主治】用治慢性胆囊炎。

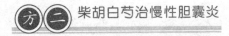 **柴胡白芍治慢性胆囊炎**

【配方】柴胡12克，白芍15克，党参10克，白术12克，黄芪19克，黄连6克，半夏10克，陈皮、茯苓、泽泻各12克，防风10克，羌活、独活各8克，炙甘草、生姜、大枣各10克。

【制用法】水煎服。每日1剂，分2次服。

【功效主治】利胆和胃。用治慢性胆囊炎。

白术陈皮汤治慢性胆囊炎

【配方】白术 12 克，白芍、陈皮各 10 克，防风 6 克。

【制用法】水煎服。每日 1～2 剂。

【功效主治】用治慢性胆囊炎。

柴胡青蒿治慢性胆囊炎

【配方】柴胡、青蒿、枳实、茯苓、郁金、陈皮、法半夏各 10 克，白芍 6～10 克，威灵仙 15～30 克，生甘草 3 克。

【制用法】水煎服。每日 1 剂，分 2 次服。

【功效主治】疏肝利胆和胃。用治慢性胆囊炎。

柴胡郁金治慢性胆囊炎

【配方】柴胡 10 克，白芍、郁金各 15 克，绵茵陈 30 克，香附 12 克，青皮 5 克，延胡索、木香各 10 克，甘草 5 克。

【制用法】水煎服。每日 1

剂，分 2 次服。

【功效主治】疏肝利胆。用治慢性胆囊炎。

连翘白蔻仁治慢性胆囊炎

【配方】连翘、白豆蔻各 10 克，板蓝根 20 克。

【制用法】水煎服。

【功效主治】用治慢性胆囊炎。

柴胡香附治慢性胆囊炎

【配方】柴胡、川楝、香附各 15 克。

【制用法】水煎服。

【功效主治】用治慢性胆囊炎。

黑豆散治慢性胆囊炎

【配方】鲜牛胆 2 枚，黑豆 100 克，郁金、半夏、枳壳、木香、白术各 30 克。

【制用法】将药物装入牛胆，待胆汁渗完，焙干，研为末。每次冲服 5 克，每日 3～4 次。

【功效主治】用治慢性胆囊炎。

胆石症

胆石症是指胆囊或肝内外胆管任何部位发生结石的一种疾病。胆石形成与代谢紊乱、胆汁郁滞引致胆汁成分异常和胆道系统感染有关。胆石按成分可分为纯胆固醇、胆色素钙盐及混合性三类，我国以胆色素结石最多见，可呈单个、多个或泥沙样，常伴有胆囊炎及胆管炎，二者互为因果，平时无症状。病发时突然发生剧烈难忍的右上腹阵发性绞痛，称为胆绞痛，有时可伴有黄疸和发热。中医认为本病由肝胆气滞、湿热瘀积所致，采用以清热利湿、行气止痛、利胆排石的中草药为主的中西医结合治疗，如屡有发作，须用手术治疗。

 金钱草治胆石症

【配方】金钱草 30 克，鸡内金 10 克。

【制用法】水煎服。

【功效主治】用治胆石症。

 茵陈治胆石症

【配方】茵陈 30 克，海金沙（包煎）15 克，枳实 10 克。

【制用法】水煎服。

【功效主治】用治胆石症。

 柴胡治胆石症

【配方】柴胡、白芍、青皮、丝瓜各 10 克。

【制用法】水煎服。

【功效主治】用治胆石症。

 三棵针虎杖治胆石症

【配方】三棵针、虎杖各 20 克。

【制用法】水煎服。

【功效主治】用治胆石症。

三金汤治胆石症

【配方】金钱草、海金沙（包煎）、鸡内金各15克，柴胡、枳实、半夏、大黄、白芍各10克，甘草5克。

【制用法】加水煎沸15分钟，滤出药液；再加水煎20分钟，去渣，两煎所得药液对匀。分服，每日1～2剂。

【功效主治】用治胆石症，肝胆湿热，往来寒热，胸胁苦满，胁痛掣背，厌食油腻，尿黄。

 金钱草郁金治胆囊结石

【配方】金钱草60克，郁金15克，鸡内金15克，海金沙（包煎）15克，柴胡15克，赤芍15克，延胡索15克，枳实10克，广木香10克，大黄10克（后下），玄明粉6克。

【制用法】水煎服。

【功效主治】清利湿热，疏肝利胆。用治胆囊结石属湿热阻滞、肝胆不利者。症见右胁下胀痛或绞痛、口干口苦、恶心呕吐、腹胀纳呆、小便黄赤、大便秘结、舌红苔腻、脉弦滑数。

方七 金钱草柴胡治胆石病

【配方】金钱草30克，柴胡9克，枳实9克，白芍9克，炙甘草3克，郁金9克，螵蛸9克，浙贝母9克。

【制用法】水煎服。

【功效主治】疏肝利胆，解郁止痛，清热化石。用治胆石病，见上腹部间歇作痛，右胁尤剧，或呕吐苦水，或嗳气泛酸、恶心。

方八 金钱草威灵仙治胆石病

【配方】金钱草30克，威灵仙15克，炒白术12克，茯苓15克，厚朴12克，青皮、陈皮各10克，鸡内金15克，生山楂15克，丝瓜络15克，片姜黄10克。

【制用法】水煎服。

【功效主治】健脾祛湿，宣窍通络。用治胆石病，症见形体肥胖、肩背酸困、右上腹闷胀疼痛、恶心纳呆、舌苔白腻、脉弦而滑者。

肺　炎

　　肺炎是指肺泡发炎，主要因感染病毒、病原体、细菌、真菌等引起。本病分为大叶性、小叶性、间质性、病原体性、非典型性、中毒性等多种形式，由分泌凝固性的渗出物充堵在肺泡内及细胞气管内的一种严重疾病。它是由病原体侵入机体，尤以细菌感染如肺炎球菌、金黄色葡萄球菌、军团菌、真菌、克雷白肺炎杆菌等最为常见，是细菌或过滤性病毒所引起的。发病之初，伴有轻微的感冒现象，几小时后，高热、呼吸急促、咳嗽、面红、胸痛或咳出脓状铁锈色般浓痰，小儿时有痉挛发生，病重者神态模糊、嗜睡、谵妄、下痢、蛋白尿、烦躁不安等。该病来如闪电，去得也快，很容易引发胸膜炎、心囊炎、肺坏痈等，甚至导致生命危险，患者千万不能忽视。

 石仙桃治肺炎

　　【配方】石仙桃全草（又名石上莲）200克，冰糖100克。

　　【制用法】水适量煎浓汁。日服2次。

　　【功效主治】用治肺炎。

 桑白皮石膏汤治肺炎

　　【配方】琼枝、桑白皮各15克，麦冬9克，地骨皮、石膏（先煎）各30克。

　　【制用法】上5味连煎2次，2次煎液混合后服。每日1剂，分2次服。

　　【功效主治】清热化痰止咳。用治感染性肺炎。

 矮地茶陈皮汤治肺炎

　　【配方】矮地茶50克，枇杷叶（包煎）7片，陈皮25克。

　　【制用法】水煎服。每日

3 次。

【功效主治】用治肺炎。

银翘薄荷散治风热型肺炎

【配方】金银花、连翘各 10 克，桔梗、牛蒡子、薄荷各 6 克，荆芥穗、淡竹叶各 4 克。

【制用法】捣为末，开水冲服。

【功效主治】用治发热恶寒，咳嗽气促，汗出口渴，咽红，舌质红苔薄黄，脉浮数为主要症状，由风热所致肺炎。

昆布海带根汤治肺炎

【配方】昆布、海带根各 30 克，知母 15 克，桔梗、浙贝母各 10 克。

【制用法】上药连煎 2 次，2 次煎液混合后服。每日 1 剂，分 2 次服。

【功效主治】清热化痰止咳。用治肺炎、支气管炎。

文蛤粉汤治肺炎

【配方】文蛤粉、麒麟菜、芦根、薏苡仁各 30 克，桃仁 10 克，

冬瓜仁 15 克。

【制用法】上 6 味放入沙锅，加水煎煮，连煎 2 次，将 2 次药液混合。每日 1 剂，分 2 次服。

【功效主治】清肺解毒，化痰止咳。用治肺炎。

炙麻黄治热咳嗽型肺炎

【配方】炙麻黄 5 克，生石膏（先煎）30 克，杏仁（后下）10 克，生甘草、葶苈子（包煎）各 5 克，桑白皮 10 克，鱼腥草（后下）、板蓝根各 30 克。

【制用法】水煎服。

【功效主治】用治痰热咳嗽型肺炎。

葱豉汤治风寒型肺炎

【配方】麻黄、杏仁（后下）、生草、葱白各 15 克，淡豆豉、紫苏子、陈皮各 10 克。

【制用法】水煎服。

【功效主治】用治发热无汗、呛咳气急、痰少稀白、苔薄白、脉弦紧为主要症状，由风寒所致轻度肺炎。

肺气肿

　　肺气肿是慢性支气管炎最常见的并发症，是由于支气管长期炎症，管腔狭窄、阻碍呼吸，导致肺泡过度充气膨胀、破裂，损害和减退肺功能而形成。常见有两种损害形式，一是先天性，缺少某类蛋白质抑制的分解酵素，从而侵害肺泡壁而使其变薄，气压胀大使肺泡破裂，壮年为多；另一种因空气污染，慢性支气管炎发作，肺上端受侵害所致，其主要祸首是抽烟。慢性支气管炎、支气管哮喘、矽肺、肺结核均可引起本病。主要症状有咳嗽、多痰、气急、发绀，持续发展可导致肺心病。阻塞性肺气肿起病缓慢，主要表现是咳痰、气急、胸闷、呼吸困难，合并感染加重导致呼吸衰竭或心力衰竭。中医认为本病属于咳嗽、喘息、痰饮的范畴，治疗上包括去除病因、控制感染、体育医疗和中医施治、改善呼吸功能和肺部状态。

 紫苏治肺气肿

　　【配方】紫苏 12 克，白前 10 克，百部 8 克，甘草 6 克。

　　【制用法】水煎服，早、晚各 1 次。

　　【功效主治】用治肺气肿。

 桑白皮汤治肺气肿

　　【配方】桑白皮 6 克，麻黄、桂枝各 4.5 克，杏仁（后下）14 粒（去皮），细辛、干姜各 4.5 克。

　　【制用法】上药加水煎服。

　　【功效主治】用治水饮停肺、胀满喘急。

 党参茯苓汤治肺气肿

　　【配方】党参、茯苓各 15 克，白术、法半夏各 9 克，炙甘草、陈皮各 6 克。

　　【制用法】水煎服。上、下午各服 1 次，每日 1 剂。

【功效主治】益气补肺。用治肺气虚弱型慢性气管炎、肺气肿、病后虚弱、面色苍白、气短喘促、声低懒言、乏力自汗、咳嗽无力、痰稀白、易感冒等。

 鸡骨丹汤治肺气肿

【配方】鸡骨丹（即紫玉簪花）茎、叶、花9～15克。

【制用法】上药加水煎服。

【功效主治】用治肺气肿、咳喘。

 补骨脂治肺气肿

【配方】补骨脂、莱菔子各16克，熟地黄24克，炒怀山药18克，山茱萸、茯苓、枸杞子、炒党参、炒白术、陈皮、炙冬花、炙紫菀各12克，冬虫夏草6克。

【制用法】水煎服。

【功效主治】用治肺气肿晚期，痰多、咳嗽气短、呼吸困难、不能饮食等。

 人参治肺气肿

【配方】人参、沉香（后下）

各6克，麦冬、五味子、补骨脂、枳实各9克，山茱萸、陈皮各10克，胡桃肉15克。

【制用法】水煎服。

【功效主治】用治肺气肿、肺心病引起的虚喘、自汗、精神疲乏无力。

 甘草治肺气肿

【配方】甘草、白术各6克，麦冬、山茱萸、茯苓、枸杞子各15克，知母、熟地黄各12克，核桃5个，紫河车粉10克，党参30克。

【制用法】煎浓汁，弃渣服汁，加入紫河车粉，分3次服，每日1剂。

【功效主治】用治慢性支气管炎、肺气肿并发症。

 麻黄治肺气肿

【配方】麻黄30克，乌梅60克，款冬花40克，地龙20克，冰糖适量。

【制用法】水煎成浓汁后，加适量冰糖浓缩成膏状，每次服6～9克，每日3次。

【功效主治】用治肺气肿。

胸膜炎

　　胸膜炎亦称肋膜炎，是由于感染、变态反应、化学、物理等多种病因引起的，常继发于肺部的胸膜炎症性疾病，如肺结核、肺炎、肺脓肿、支气管扩张症等，以肺结核为多见。该病较常见的有结核性胸膜炎。根据胸腔有无积液，一般又分为干性胸膜炎、渗出性胸膜炎和化脓性胸膜炎。临床表现为胸痛、气急、发热、咳嗽、胸膜摩擦音和胸腔积液。干性患者胸膜表面有少量纤维素渗出，伴有发热胸痛和胸膜摩擦音；渗出性患者为炎症的进一步发展，有不等量的浆液纤维素渗出积液，大量时可压迫肺脏，引起呼吸困难；若积液化脓即成脓胸。炎症消失后，可产生胸膜粘连和增厚。

方一　橘络白芍汤治胸胁痛

【配方】橘络、白芍各适量。

【制用法】先用橘络6～9克泡开水当茶饮1日，再用橘络9克，白芍6克，泡开水当茶饮。

【功效主治】用治胸胁痛。

方二　大枣丸治渗出性胸膜炎

【配方】芫花醋炒、甘遂、大戟各等份，大枣适量。

【制用法】大枣煮熟，去核，制成泥；前3味药共研为末，加入枣泥中和制成丸，如黄豆大，每次服4～6丸。

【功效主治】用治渗出性胸膜炎。

方三　全苦蒌治结核性胸膜炎

【配方】全苦蒌15克，黄连9克，法夏12克，柴胡10克，黄芩10克，葶苈子（包煎）15克，大枣3枚，百部15克，鱼腥草（后下）30克，白芥子10克，延胡索10克，浙贝母10克，桔梗10克，甘草3克。

【制用法】水煎服。每日1剂。

【功效主治】清热化痰。用治结核性胸膜炎，症见恶寒发热、咳嗽、胸胁疼痛、胸部透视有胸水、口苦纳呆、舌质红、苔黄厚、脉弦滑数。

 苍耳子治结核性胸膜炎

【配方】苍耳子15克。

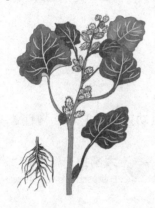

苍 耳

【制用法】水煎服。每日1剂，连服3～5日。

【功效主治】用治结核性胸膜炎。

 苇茎汤治胸膜炎

【配方】苇茎、薏苡仁、鱼腥草（后下）各15克，冬瓜仁10克，桃仁、黄芩各6克。

【制用法】水煎服。每日1剂，分2次服。

【功效主治】清热利湿，活血解毒。用治胸膜炎。

 浙贝母治渗出性胸膜炎

【配方】浙贝母15克，三七参15克，丹参30克，白芥子15克，桔梗6克。

【制用法】除清杂质，碾细过箩，水泛如梧桐子大的丸，晒干。每日服2次，每次3克，1周为1个疗程。

【功效主治】用治渗出性胸膜炎。

 胸膜炎逐水汤

【配方】麻黄6克，桂枝9克，细辛3克，葶苈子（包煎）9克，五味子9克，甘草6克，生姜3片，大枣5枚。

【制用法】水煎服。每日1剂。

【功效主治】泻肺逐水。用治渗出性胸膜炎。

慢性肾炎

慢性肾炎也称慢性肾小球肾炎。本病多发生于青壮年，是机体对溶血性链球菌感染后发生的变态反应性疾病，病变常常是双侧肾脏弥漫性病变。病情发展较慢，病程在1年以上，初起患者可毫无症状，但随病情的发展逐渐出现蛋白尿及血尿，患者疲乏无力、水肿、贫血、抵抗力降低以及高血压等症。晚期患者可出现肾衰竭而致死亡。中医认为本病属水肿病范畴，应以健脾助阳为治疗原则。

 玉米须治慢性肾炎

【配方】干玉米须60克。

【制用法】加水煎汁200毫升，分3次服，每日1剂，连服6个月。

【功效主治】用治慢性肾炎。

 益肾汤治慢性肾炎

【配方】黄芪、茯苓、白术、白茅根、枸杞子各25克，黄精、狗脊、续断、蒲公英、川楝子、山药、生地黄、防己、甘草各15克，金银花50克。

【制用法】水煎服。每日1剂。

【功效主治】用治慢性肾炎。

 大蓟根治慢性肾炎

【配方】大蓟根15克，薏苡仁根30克。

【制用法】水煎服。

【功效主治】用治慢性肾炎，消蛋白尿。

方四 丹参当归汤治慢性肾炎

【配方】丹参、当归各20克，川芎、益母草各15克，全蝎、水蛭各6克。

【制用法】水煎服。每日1剂。

【功效主治】用治慢性肾炎。

 方五　侧柏叶治慢性肾炎

【配方】侧柏叶50克，大枣4枚，萹蓄100克，甘草6克。

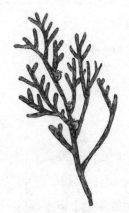

柏　叶

【制用法】以上各味加水2000毫升，煎至500毫升，每次饮150毫升，每日3次。

【功效主治】用治慢性肾炎。

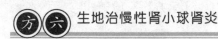 **方六　生地治慢性肾小球肾炎**

【配方】生地黄15克，山茱萸10克，泽泻10克，茯苓15克，牡丹皮10克，怀山药10克，雷公藤10克。

【制用法】水煎服。

【功效主治】用治慢性肾小球肾炎，以水肿、蛋白尿为主要表现者。

注：本方有滋阴补肾、利湿解毒、调节免疫作用。

 方七　土茯苓治慢性肾炎

【配方】土茯苓30克，黄芪50克，白茅根20克，蝉蜕15克，泽泻25克，海藻15克，桂枝10克，杜仲20克，续断20克，益母草30克。

【制用法】水煎服。

【功效主治】通补兼施，温阳利水。用治慢性肾小球肾炎、慢性肾盂肾炎以腰痛、水肿、少尿、四肢不温为主症者。

 方八　制附子治慢性肾小球肾炎

【配方】制附子10克（先煎），茯苓15克，炒白术15克，炒怀山药30克，生姜10克。

【制用法】水煎服。

【功效主治】用治慢性肾小球肾炎，表现为高度水肿，明显蛋白尿，伴面色白、精神委靡、舌暗胖有齿痕。

肾结石

肾结石是指某些无机盐物质在肾脏内形成的结晶。多发生于20～40岁的中青年人，结石常是由于机体内胶体和晶体代谢平衡失调所致，与营养代谢紊乱、感染、尿郁积、泌尿系异物以及地理气候等因素有关。结石较少时常无明显的症状表现，只有在X线摄片时才可发现。结石较大时可出现疼痛，为同侧腰痛、肾绞痛、尿内带血等。中医属淋症范畴。

 肾茶汤治肾结石

【配方】肾茶20克。

【制用法】鲜品洗净切片，水煎内服，每日3次。

【功效主治】用治肾结石、膀胱结石效果好，泡茶饮有预防作用。

 金血汤治肾结石

【配方】金钱草18克，琥珀（冲服）3克，沉香（后下）3克，锦大黄6克，木通12克，冬葵子12克，生地黄12克，归尾9克，大枣18克。

【制用法】加水1000毫升，煎至300毫升，渣复煎1次，每日1剂，分2次服。

【功效主治】用治肾结石，效果显著。

注：药后自然排出；若有血尿加蒲黄9克，怀牛膝9克。

 草珊瑚汤治肾结石

【配方】草珊瑚30克。

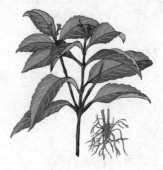

草珊瑚

【制用法】水煎服。每日 1 剂，分 2 次服，亦可用酒泡服。

【功效主治】用治肾结石。

 方四 玉米芯治肾结石

【配方】玉米芯 10 个。

【制用法】加水适量煎 20 分钟，取汁当茶饮。

【功效主治】用治肾结石。

 方五 薏苡仁治肾结石

【配方】薏苡仁 120 克，猫须草 60 克。

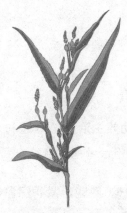

薏苡仁

【制用法】水煎服。每日 1 剂，分 2 次服完。

【功效主治】用治肾结石。

 方六 威灵草治肾结石

【配方】威灵仙、金钱草各 60 克。

【制用法】水煎服。每日 1 剂，日服 2 次，连服 5 日。

【功效主治】用治肾结石。

 方七 野荸荠治肾结石

【配方】野荸荠 90 克，金钱草 30 克，生大黄 30 克。

【制用法】水煎服。日服 3 次。

【功效主治】用治肾结石。

 方八 二茴汤治肾结石

【配方】大茴香、小茴香各 4.5 克，大黄 6 克，金钱草（后下）18 克，萹蓄 30 克。

【制用法】水煎服。煎服黄豆汤以助药力。

【功效主治】用治肾结石。

肾病综合征

　　此病是以全身水肿，蛋白质、血浆蛋白降低，胆固醇等脂类血浓度增高为特征的症候群。病因多种，包括慢性肾小球肾炎、肾变性型肾病、类脂质肾病、系统性红斑狼疮中肾病、淀粉样变、多发性骨髓瘤、糖尿病中肾小球硬化症、过敏性紫癜、肾静脉血栓形成等。小儿以类脂质肾病为主，成人以肾病型慢性肾炎为最常见，其共同病理基础为肾小球基膜滤孔增大，血浆中小分子蛋白质大量滤过后随尿排出，以致引起血浆蛋白降低和蛋白质等代谢紊乱。肾功能良好者应给高蛋白饮食，适当限制钠盐，给利尿剂，并治疗各种病因（糖尿病、多发性骨髓瘤等）。对于类脂质肾病、肾病型慢性肾炎、过敏性紫癜等还可采用肾上腺皮质激素、免疫抑制药、中草药等治疗，并辅以促进蛋白质合成的雄性激素。

 温肾通利汤治肾病综合征

【配方】附片9克，党参12克，茯苓9克，猪苓9克，炒白术9克，淫羊藿9克，荠菜花30克，生大黄5克，泽泻20克，肉桂（后下）2克，生地黄9克，牡丹皮9克。

【制用法】先将上药用适量清水浸泡20分钟，附片需先煎40分钟，纳诸药再煎20分钟，每剂煎2次，每日1剂，早、晚分别服第1煎、第2煎。

【功效主治】温肾通利，利水消肿。用治肾病综合征。

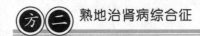 **熟地治肾病综合征**

【配方】熟地黄50克，怀山药50克，山茱萸50克，牡丹皮15克，茯苓50克，泽泻45克，附子40克，肉桂20克，车前子45克，牛膝30克。

【制用法】研末，蒸饼，蜜丸，梧桐子大，每次 6～9 克，日服 3 次，开水吞服。

【功效主治】用治肾病综合征，偏于肾阳虚、无持续性高血压和肾功能不全。

 茯苓治肾病综合征

【配方】茯苓 15 克，黄芪 15 克，车前子（包煎）15 克，白术 10 克，桂枝 10 克，牛膝 10 克，山茱萸 10 克，泽泻 10 克，党参 10 克，大腹皮 10 克，陈皮 10 克，附子 6 克，甘草 6 克，生姜 3 片，大枣 5 枚。

【制用法】水煎服。

【功效主治】用治肾病综合征迁延不愈、脾肾阳虚水肿、面白少泽、舌胖质淡有齿痕、苔白滑、脉迟缓无力。

 玉米须治肾病综合征

【配方】玉米须 30 克，白茅根 15 克，薏苡仁 12 克，冬瓜皮、夏枯草、菊花、车前草各 9 克，茯苓皮、大腹皮、苍术各 6 克。

【制用法】水煎服。每日 1 剂。

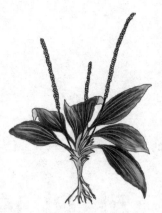

车前草

【功效主治】用治肾病综合征。

 脾肾双补汤治肾病综合征

【配方】党参 18 克，黄芪 24 克，白术 12 克，茯苓 12 克，生地黄 18 克，熟地黄 18 克，怀山药 15 克，菟丝子 15 克，金樱子 24 克，芡实 24 克，泽泻 12 克，车前子 12 克，地龙 10 克，陈皮 10 克。

【制用法】温水泡 1 小时，文火煮沸后，再煎 30 分钟，连煎 3 次，取汁 400 毫升，早、晚各服 200 毫升，每日 1 剂。

【功效主治】脾肾双补，清化湿热。用治肾病综合征无水肿期，尿蛋白久不消失。

外科疾病偏方

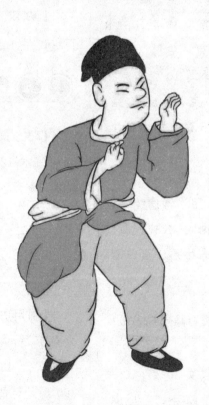

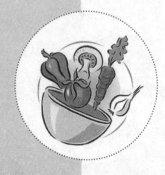

本章看点▼

●痔 疮 ●脱 肛 ●肛 裂
●疝 气 ●疮 疡 ●疥 疮
●颈淋巴结结核 ●慢性闌尾炎
●破伤风 ●烧烫伤

痔 疮

　　痔疮又称痔，是肛门直肠下端和肛管皮下的静脉丛发生扩张所形成的一个或多个柔软的静脉团的一种慢性疾病，这种静脉团俗称痔核，按其生成部位不同分为内痔、外痔、混合痔三种，中医一般通称为痔疮。多因湿热内积、久坐久立、饮食辛辣，或临产用力、大便秘结等导致浊气瘀血流注肛门而患病。内痔的临床特征以便血为主；外痔则以坠胀疼痛、有异物感为主症。在患痔过程中，皆因大便燥结，擦破痔核，或用力排便，或负重逆气，使血液壅注肛门，引起便血或血栓。痔核经常出血，血液日渐亏损，可以导致血虚。如因痔核黏膜破损，感染湿热毒邪，则局部可发生肿痛。痔核日渐增大，堵塞肛门，在排便时可脱于肛外。患痔日久者，因年老体弱，肛门松弛，气虚不能升提，痔核尤易脱出，且不易自行回复。

 丝瓜治疗痔疮

【配方】丝瓜适量。

【制用法】烧存性，研末，酒服6克。每日1剂。

【功效主治】用治肛门久痔。

 蚯蚓蝌蚪治疗痔疮

【配方】蚯蚓、蝌蚪各等份。

【制用法】用瓦焙干，共为细面，每次服1克，每日2次。服药期间，忌鱼、羊肉。

【功效主治】用治内痔、痔核。

 鳖头骨治疗痔疮

【配方】鳖头骨1个，陈醋适量。

【制用法】用鳖头骨磨醋，取汁抹于肛门患处，1～2次即愈。

【功效主治】消肿止痛。用治

痔疮肿痛。

生地苦参汤治痔核出血

【配方】生地黄、苦参各 30 克，生大黄、槐花各 9 克。

【制用法】水煎服。

【功效主治】用治痔核出血。

地榆汤治痔核出血

【配方】地榆 30 克，红鸡冠花 30 克，生大黄 15 克。

【制用法】水煎服。

【功效主治】用治痔核出血。

南瓜子治疗痔疮

【配方】南瓜子 100 克。

【制用法】加水煎煮，趁热熏肛门，每日最少 2 次。熏药期间禁食鱼类发物。

【功效主治】用治内痔，连熏数天即愈。

鱼腥草汤治内痔

【配方】鱼腥草、马齿苋各 9 克，槐花 18 克，五倍子 4.5 克。

【制用法】煎汤，趁热洗患处。

【功效主治】用治内痔。

茄子治疗痔疮

【配方】茄子适量。

【制用法】将其切片，烧成炭，研成细末。每日服 3 次，每次 10 克，连服 10 日。

【功效主治】清热止血。用治内痔。

木耳治疗痔疮

【配方】黑木耳 30 克。

【制用法】将木耳择去污物，洗净；加水少许，文火煮成羹，服食。

【功效主治】益气凉血止血。用治内、外痔疮。

猪胆汁治疗痔疮

【配方】猪胆汁、红糖各等份。

【制用法】熬成膏，摊在布上贴患处。

【功效主治】用治肛门肿裂、痔疮。

脱　肛

　　脱肛是指肛管和直肠的黏膜层以及整个直肠壁脱落坠出、向远端移位、脱出肛外的一种疾病。中医称脱肛为直肠脱垂。脱肛发病原因与人体气血虚弱、机体的新陈代谢功能减弱、自身免疫力降低、疲劳、酒色过度等因素有关。

　　本病多见于老人、小孩、久病体虚者和多产妇女。发病之初，患者可有肛门发痒、红肿、坠胀等表现，排便后脱出的黏膜尚能够自动收缩，但随着病情的加深，患者可能出现大便脓血、脱肛不收，此时则需要用手将直肠托回肛门，甚至严重的咳嗽、打喷嚏均可引起直肠再次脱出。脱出的黏膜、肠壁如不能及时收缩，时日一久就可引起肛门发炎、红肿、糜烂、溃疡，直到最后变成绞窄坏死。因此在病变中，若脱出部分摩擦损破，感受邪毒，酿湿生热，出现湿热之症，治疗则当先清利湿热。

 中药敷脐治疗脱肛

　　【配方】黄芪、升麻、枳壳、五倍子各等量，陈醋适量。

　　【制用法】将前 4 味，研为细末，临用时取药末 30 克，以米醋适量调成薄糊，把药摊于纱布中间，敷于脐窝，以胶布固定；药干后再换药敷之。每日 3～5 次，频换频敷。

　　【功效主治】益气固脱，缩肛。用治肛脱不能回缩，日久不愈。

 黄花木耳治脱肛

　　【配方】黄花菜 100 克，木耳 25 克，白糖 5 克。

　　【制用法】将黄花菜、木耳洗净去杂质，加水煮 1 小时；原汤加白糖调服。

【功效主治】清热除湿消肿。用治脱肛、大便时肛门痛或便后滴血。

方三 陈醋煮大枣治脱肛

【配方】陈醋 250 毫升，大枣 120 克。

【制用法】将大枣洗净，用陈醋煮枣，待煮至醋干即成。分2～3 次将枣吃完。

【功效主治】益气，散瘀，解毒。用治久治不愈的脱肛。

方四 五倍子艾叶治脱肛

【配方】五倍子 15 克，艾叶 15 克。

【制用法】加水煎汤，先熏后洗肛门患处。

【功效主治】用治脱肛。

方五 黄芪续断治脱肛

【配方】生黄芪 30 克，续断 9 克，菟丝子 9 克，山茱萸 15 克，知母 9 克，桔梗 9 克，柴胡 1.5 克，防风 6 克，升麻 6 克。

【制用法】加水煎沸 15 分钟，

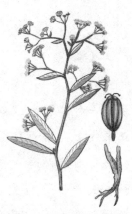

柴 胡

过滤取液；渣再加水煎 20 分钟，滤过去渣，两次滤液对匀，分2～3 次服，每日 1 剂。

【功效主治】用治脱肛。

方六 泽兰叶治疗小儿脱肛

【配方】泽兰叶 30 克。

【制用法】水煎，趁热熏洗 1～2次。

【功效主治】用治小儿脱肛。

方七 马勃治疗脱肛、肛门红肿

【配方】马勃 15 克，香油适量。

【制用法】将马勃焙干，研末，香油调搽。

【功效主治】解毒止血。用治脱肛、肛门红肿。

肛 裂

肛裂是一种肛管齿线以下皮肤全层皲裂的疾患。此病多发于肛管后方正中线上，由于肛管解剖上的特点，此处皮肤在排便时因肛管扩张极易受创伤而造成全层撕裂。若齿线邻近发生慢性炎症，因纤维化而失去弹性更易受损。撕裂创面常因继发感染而形成溃疡，创面较平硬，灰白色，溃疡下端呈一袋状皮赘，酷似外痔，俗称"哨兵痔"，且伴有后肛门疼痛的特征。患者因惧怕疼痛不敢排便，使粪便在肠腔积存过久，变干变硬，下次排便时疼痛更加剧烈，如此形成恶性循环，极为痛苦，严重影响工作和学习。

 大黄治肛裂

【配方】大黄3克，肉桂4.5克，代赭石2克。

【制用法】共研细末，冲服，日服1剂。

【功效主治】用治肛裂。

 熟石膏治肛裂

【配方】熟石膏15克，朱砂1克，甘草5克，玄明粉1.5克，腰黄0.5克，梅片1克。

【制用法】共研细末，过筛装瓶备用；用香油或凡士林调糊状

涂患处，每日2～3次。

【功效主治】用治肛裂。

 增液通便汤治肛裂疼痛

【配方】玄参20克，生地黄15克，麦冬20克，火麻仁15克，

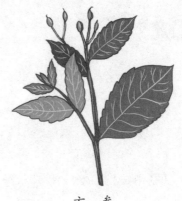

玄 参

冬瓜仁 12 克，杏仁（后下）6 克，枇杷叶（包煎）12 克。

【制用法】水煎服。每日 1 剂，饭前服。

【功效主治】增液滋阴，通便泄热。用治粪便干结、肛门裂痛。

 白及蜂蜜治肛裂

【配方】白及 150 克，蜂蜜 40 克。

【制用法】将白及入锅，加水适量，煮沸至汁稠，除去白及，用文火将药汁浓缩至糊状，离火，与煮沸的蜂蜜混合均匀，冷后入瓶制成白及膏，便后涂患处，敷料固定，每日 1 次。

【功效主治】用治肛裂。

 银花藤治肛裂

【配方】忍冬藤 9 克，连翘 12 克，天冬、麦冬各 9 克，大生地黄 9 克，黄连 1.5 克，灯心草 3 克，莲子心 1.5 克，绿豆 30 克，玄参 9 克，生栀子 9 克，生甘草 1.5 克。

【制用法】先泡后煎，每剂煎 2 次，取 2 次药液混合，再浓缩成 100 毫升，备用。每日服 2～3 次，每次服 30 毫升。

【功效主治】用治肛裂。

 斑蝥蝓治肛裂出血

【配方】斑蝥蝓 2 个，红糖少许。

【制用法】取粗大斑蝥蝓 2 个，撒红糖少许，待斑蝥蝓化成水后，涂患处，可止血。

【功效主治】本方用 2～3 日，可治愈肛裂出血。

 大蒜治肛裂

【配方】大蒜若干头。

【制用法】大蒜埋入炭灰烧软后，纱布包，挟肛门，每日换 2～3 次。

【功效主治】轻微肛裂用本方 1 周，可根治。

 无花果叶治肛裂

【配方】无花果叶。

【制用法】水煎，每日 3～5 次洗患处，或浸毛巾湿敷。

【功效主治】用治肛裂，疗效佳。

疝 气

疝气俗称"小肠气"，泛指腔体内容物向外突出的病症。可因部位不同而分多种类型，常见有腹股沟疝、股疝和小儿脐疝等。其发病多与肝经有关，故有"诸疝皆属于肝"之说。本病多以气痛为主症。

 小茴香炒鸡蛋消疝气

【配方】小茴香 25 克，鸡蛋 2 个，食盐、黄酒各适量。

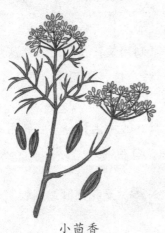

小茴香

【制用法】小茴香加食盐炒至焦黄色，研末，然后与鸡蛋拌和煎炒；每晚睡前与温黄酒同食，每日 1 剂，连吃 4 剂为 1 个疗程，数日后再服用。

【功效主治】顺气消肿。用治小肠疝气。

 山楂红糖治小肠疝气

【配方】山楂 30 克，红糖适量。

【制用法】将山楂洗净，加水煮烂后放糖。每日分 2 次服完。

【功效主治】活血化瘀，温中散寒。用治小肠疝气、肠炎下痢。

 丝瓜陈皮汤治疝气

【配方】干老丝瓜 1 个，陈皮 10 克。

【制用法】丝瓜焙干，研细；陈皮研细；两味混合，开水送服，每服 10 克，日服 2 次。

【功效主治】理疝消肿。用治小肠疝气肿痛。

方四 姜汁治疝气

【配方】鲜生姜适量。

【制用法】鲜姜洗净，捣烂绞取其汁，去渣，将汁贮于碗中；阴囊浸入姜汁内片刻即成。

【功效主治】温中散寒。用治疝气。

方五 向日葵秆汤治肠疝

【配方】向日葵秆（陈年者更佳）1棵，红糖适量。

【制用法】将向日葵秆去皮，取内白心，切碎，加水煎熬。每次饮1碗，红糖冲服。

【功效主治】利尿通淋。用治小肠疝之睾丸偏坠。

方六 茄蒂汁治小儿疝气

【配方】青茄蒂适量。

【制用法】将茄蒂煎成浓汁。2岁每次用茄蒂4个；3岁用5个；8岁用7个，服后再饮白糖水1～2杯。见效后继续服用2次，可痊愈。

【功效主治】理气止痛。用治疝气。

方七 红皮蒜治疗疝气疼痛

【配方】红皮蒜2头，柑核50克，金橘2个，白糖50克。

【制用法】蒜去皮，同其他3味用水两碗，煮成1碗。顿服。

【功效主治】消肿止痛。用治疝气疼痛异常。

方八 龙眼核治疗疝气疼痛

【配方】生龙眼核50克。

【制用法】将龙眼核洗净，瓦上焙干为末，每日9克，用黄酒服。

【功效主治】温阳散寒。用治疝气疼痛。

方九 炒食盐治小儿疝气

【配方】食盐、醋各适量。

【制用法】食盐1撮，炒热；醋调涂脐中，上以艾绒搓成黄豆大，燃火灸之。

【功效主治】散寒止痛。用治小儿疝气。

疮 疡

　　疮疡是一切体表浅显的外科及皮肤疾患的总称，包括所有肿疡和溃疡，如痈疽、疔疮、疖肿、流注、瘰疬等，临床颇为常见。多由毒邪内侵，邪热灼血，以致气血壅滞而成。患者除患处皮色肿硬、痒痛难忍、脓肿流水外，且多有烦躁不安、焦渴、便闭、精神不振等表现，若不及时治疗，可诱发其他疾病，甚者可能导致皮肤癌症，对生命构成威胁。

 久疮膏治疮疡

【配方】当归、防风各 30 克，黄芪、芍药、白芷各 15 克，乳香 0.3 克，黄丹 15 克，黄蜡 30 克，油 120 克。

【制用法】上药前 6 味以油 120 克煎之，候色变去滓，先入黄丹后入黄蜡收之，瓷器贮盛，摊贴患处。

【功效主治】用治疮疡溃久不敛。

 羌活散治疮流黄水

【配方】羌活、独活、明矾、白鲜皮、硫黄、狼毒各 50 克，轻粉 12.5 克，白附子、黄丹、蛇床子各 25 克，油适量。

【制用法】上药研为细末，油调成膏，搽患处。

【功效主治】用治疮流黄水。

 凤仙膏治疮疡

【配方】凤仙花全株 25 克。

【制用法】捣烂，涂患处，1 日 1 换。

【功效主治】用治疮疡久不收口。

 大黄治疮肿作脓

【配方】大黄 15 克，当归 10 克，苦荬根、皂角刺、牡蛎、朴硝、连翘各 7.5 克，金银花、赤芍药、黄芩各 5 克，水、酒各适量。

【制用法】上作 1 服，水、酒

各 1 盏，煎至 1 盏，食后服。

【功效主治】用治疮肿作脓。

 竹叶黄芪汤治各种疮疡

【配方】淡竹叶、黄芪、人参、麦冬、生地黄、川芎、当归、芍药、黄芩、石膏（先煎）、半夏、甘草各 5 克。

【制用法】上作 1 服，水 2 盏，煎至 1 盏，食后服。

【功效主治】用治肿、各种疮。

 贯众川芎地骨皮治疮肿

【配方】贯众、川芎、茵陈、地骨皮、荆芥、独活、防风、萹蓄、甘草各 10 克，当归 15 克。

【制用法】上药加水 3 碗，煎3 沸，去滓，通手洗之。

【功效主治】用治疮肿。

 内补黄芪汤治疮肿发背

【配方】黄芪、人参、茯苓、麦冬、川芎、当归、白芍、熟地黄、官桂、远志、炙甘草各 5 克，生姜 3 片，红枣 1 枚。

【制用法】上药 1 服，水 2 盏，

与生姜、红枣煎 1 盏，食后服。

【功效主治】用治疮肿发背。

 轻粉白矾硫黄治疮肿

【配方】轻粉、白矾、硫黄各等份，油适量。

【制用法】上药研为细末，用酥油调，临睡涂 3 次。

【功效主治】用治疮肿。

 圣愈汤治痈疮出血

【配方】川芎、当归、生地黄、熟地黄、人参、黄芪各 10 克。

【制用法】上作 1 服，水 2 盏，煎至 1 盏，食后服。

【功效主治】用治痈疮出血。

 内疏黄连汤治痈疮肿硬

【配方】黄连、当归、芍药、槟榔、木香、黄芩、大黄各 10 克，生姜 3 片。

【制用法】上药 1 服，与生姜煎至 1 盏，食后服。

【功效主治】用治痈疮皮色肿硬。

疥 疮

疥疮是一种由疮毒细菌传染而引起的疾病。此症初起，形如芥子之粒，故名疥疮。大多是因个人卫生不良，或接触疥疮之人而被传染，也有的是因风、湿、热、虫郁于肌肤而引起。一般是由手指或手丫处发生，渐渐蔓延到全身，只有头面不易波及，其搔痒过度，会使皮肤破裂，流出血水，结成干痂，其中有虫，日久化脓，又痛又痒，难过至极。内服可吃清热、凉血、散风、解毒的食物，外治也应同时进行。

 苦参荆芥丸治疥癣

【配方】苦参 120 克，荆芥穗 30 克。

【制用法】研末，炼蜜为丸，清茶送服。

【功效主治】用治疥癣。

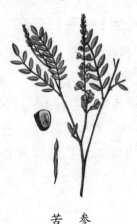

苦 参

 黑狗脊雄黄治疥疮

【配方】黑狗脊 15 克，寒水石 15 克，炒蛇床子 15 克，雄黄 15 克，另研硫黄 15 克，斑蝥 3 个去翅足。

【制用法】研末，油调搽患处。

【功效主治】用治疥疮。

 花椒雄黄治疗疥疮

【配方】花椒 15 克，雄黄 30 克，胡萝卜 1 个。

【制用法】前 2 味研末与胡萝卜共捣烂，敷于患处。

【功效主治】杀虫解毒。用治疥疮。

白矾白芷吴茱萸治疥癣

【配方】白矾、白芷、吴茱萸、硫黄、川椒各等份。

【制用法】研末涂患处。

【功效主治】用治疥癣。

荆芥地黄膏治疥疮

【配方】荆芥末、地黄适量。

【制用法】研末调为丸，茶酒送下。

【功效主治】用治疥疮。

硫黄末油核桃治脓湿疥

【配方】硫黄末、油核桃、生猪脂油各30克，水银3克。

【制用法】捣药成膏擦患处。

【功效主治】用治脓湿疥。

雄黄硫黄治疥疮

【配方】雄黄、硫黄、三仙丹各25克。

【制用法】研成粉末，用布包起来，蘸樟脑油擦在患处，3日

后，即可全好，有脓的疥疮，擦过5日，也可消除。

【功效主治】用治疥疮。

苦参散治疥疮

【配方】苦参、槟榔各等份。

【制用法】研末，油调搽患处。

【功效主治】用治脓疥湿热疮疡。

杏仁大枫膏治疥疮

【配方】杏仁49个，大枫子49个，枯矾9克，樟脑9克，轻粉9克，柏油烛90克，蛇床子9克。

【制用法】研末涂患处。

【功效主治】用治疥疮。

苍术苦参治疗疥疮

【配方】苍术500克，苦参250克。

【制用法】共研为末，炼蜜为6克左右的蜜丸。每次服1丸，日服2次。

【功效主治】用治疥疮水泡破溃流黄水。

颈淋巴结结核

颈淋巴结结核是发生于颈部由结核杆菌感染所引起的淋巴结慢性炎症。该症常累及多个淋巴结，出现于颈部一侧或两侧，颌下或胸锁乳突肌的前后缘和肌肉深面是好发部位。临床表现，初期淋巴结肿大、变硬，可孤立活动。随着病程进展，病变淋巴结肿大，与周围组织粘连或相互粘连成串成团。后期亦可坏死，形成脓肿，或破溃成慢性溃疡或窦道，流出干酪样稀薄脓液。肿大、破溃的淋巴结一般不红不痛，故又称寒性脓肿。本病多见于壮年。中医称为"瘰疬"，俗称"鼠疮"，常因肺肾阴虚、气血两亏、肝气郁滞、痰热互结而起病。

 蝎桃膏治颈淋巴结结核

【配方】全蝎末 15 克，胡桃肉 120 克。

【制用法】上药捣匀后分服，每日用量为全蝎 1.5 克，胡桃肉 12 克。

【功效主治】滋补肝肾，解毒散结。用治颈部淋巴结结核瘰疬。

 消核汤治颈淋巴结结核

【配方】猫爪草 15 克，山慈姑 10 克，土茯苓 10 克，牡蛎（先煎）10 克，浙贝母 10 克，金银花 30 克，连翘 20 克，蒲公英 15 克，紫花地丁 15 克，全蝎 5 克，蜈蚣 1 条，生甘草 10 克。

【制用法】水煎服。每日 1 剂。

【功效主治】解毒清热，消核化结。用治颈淋巴结结核初起。

 蜈蚣散治颈淋巴结结核

【配方】蜈蚣 30 条，全蝎 30 克，白僵蚕 30 克，甲珠 30 克，浙贝母 50 克，牡蛎 50 克，金银花 50 克，伸筋草 50 克，黄芪 60 克，海藻 60 克，夏枯草 60 克，地龙 15 克，白术 15 克，玉竹 15 克。

【制用法】共为细末。每服 5～10 克，每日 2 次。

【功效主治】通络散结。用治瘰疬（颈淋巴结结核）。

 枯草汤治颈淋巴结结核

【配方】夏枯草 50 克。

【制用法】每日 1 剂，水煎或沸水浸泡当茶频服，可加适量白糖。伴破溃不愈，反复发作的，可另用白头翁 100 克，陈皮 10 克，水煎服，每日 1 剂。

【功效主治】用治颈淋巴结结核。

 玄参细毛连治瘰疬

【配方】玄参 150 克，细毛连 60 克，天葵草 10 克，川贝母 8 克，连翘 10 克，黑山栀 5 克，薄荷 5 克，桂枝 5 克，麦芽 5 克，淡昆布 5 克，定心草（即雄鼠屎）10 克，瞿麦 10 克。

【制用法】上药共生晒为末，

另以小肉参（即海参）1 只煎烂，打和为丸。陈酒送下，每服 6 克，每日 3 次。

【功效主治】化坚消肿敛溃。用治瘰疬（马刀挟瘿），症见瘰疬破溃日久、脓水淋漓、骨蒸潮热、形体消瘦、出现虚劳现象。

 蜈蚣蛋治颈淋巴结结核

【配方】蜈蚣去头足 1 条，全蝎 3 条，鸡蛋 1 个。

【制用法】上药焙干，共研细末，取鸡蛋开一小孔，纳入药末，搅匀用面团包裹，放草木灰中烧熟食之，每日 1 次，每次 1 个，10 日为 1 个疗程。

【功效主治】用治化脓性颈部淋巴结结核。

 一味射干饮治颈淋巴结结核

【配方】新鲜射干 30～50 克。

【制用法】新鲜射干的根叶，洗净切细，水煎，分 3 次待用。每日 3 次，每次 1 份，小儿酌减。

【功效主治】用治瘰疬（颈淋巴结结核）。

慢性阑尾炎

阑尾炎是一种常见的腹部疾病，可分为急性和慢性两种。慢性阑尾炎经常腹部发生剧痛，脐之右侧，其痛更厉害，用手按之，患者攒眉呼痛，几乎跳起来，如吃得太多，往往会引起阑尾的疼痛。有的患者由于畏惧开刀，有的因时间上不方便，也有人主张阑尾自有其用途，所以都采用药服，既能治好病痛，又免受开刀之苦。

 方一　香附汤治慢性阑尾炎

【配方】香附 15 克，栀子、枳实、桃仁、麦芽、山楂、木香、鸡内金各 10 克，远志、神曲、枳壳、甘草各 5 克。

【制用法】水煎服。每日 1 剂。

【功效主治】用治慢性阑尾炎。

方二　大田螺治慢性阑尾炎

【配方】大田螺 30 个，荞麦粉适量。

【制用法】将肉捣烂用荞麦粉拌和，再捣之，摊于布上，贴敷于阑尾部位。

【功效主治】用治慢性阑尾炎。

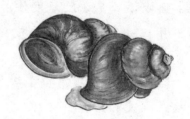

田　螺

 方三　赤芍败酱草治慢性阑尾炎

【配方】赤芍 12 克，败酱草 50 克，蒲公英 50 克，金银花 50 克，木香 10 克，延胡索 10 克，当归 20 克，桃仁 10 克，紫花地丁 30 克，大黄（后下）10 克。

【制用法】水煎服。早、晚饭

前 2 小时服。

【功效主治】用治慢性阑尾炎及慢性阑尾炎急性发作。

 繁缕治急性阑尾炎

【配方】繁缕 200 克，鸡血藤 50 克，冬瓜 30 克。

【制用法】煎成汤，去渣后，每日 2～3 次分服。

【功效主治】用治急性阑尾炎。

 白红草汤治慢性阑尾炎

【配方】白毛夏枯草、红藤各 30 克，枳壳、木香各 15 克。

【制用法】水煎服。每日 1 剂。

【功效主治】用治慢性阑尾炎。

 桃仁治慢性阑尾炎

【配方】桃仁、红花、紫荆皮、当归、赤芍、乳香、没药、白芷、石菖蒲各 10 克，醋适量。

【制用法】研为末，醋调敷。

【功效主治】用治慢性阑尾炎，毒热型，高热不退，腹胀痛拒按，右下腹剧痛，乃至全身疼痛。

 石膏苡仁汤治慢性阑尾炎

【配方】生石膏（先煎）、薏苡仁、蒲公英、金银花各 25 克，大黄、败酱草、牡丹皮、桃仁各 15 克，延胡索、川楝子各 12 克。

【制用法】水煎服。每日 1 剂。

【功效主治】用治慢性阑尾炎。

 凤仙花汤治慢性阑尾炎

【配方】凤仙花全草 1000 克。

【制用法】加水煎。分数次服，每日 1 剂。

【功效主治】用治慢性阑尾炎。

 木香汤治慢性阑尾炎

【配方】木香、金银花、蒲公英各 25 克，牡丹皮、川楝子、大黄各 12 克。

【制用法】加水煎沸 15 分钟，滤出药液；再加水煎 20 分钟，去渣，两煎所得药液对匀。分服，每日 1～2 剂。

【功效主治】用治慢性阑尾炎。

破伤风

破伤风是一种由破伤风杆菌经伤口侵入机体而引起的急性特异性感染疾病。中医认为本病是风毒自创口而入，袭于肌腠筋脉，内传脏腑，筋脉拘挛，产生大量外毒素而作用于中枢神经系统。其症发前一般表现为乏力、多汗、头痛、嚼肌酸胀、烦躁，或伤口有紧张牵拉感觉；多是由头面开始，扩展到肌体和四肢，临床表现为牙关紧闭、语言不清、张口困难、颈项强直、面呈苦笑、角弓反张、屈肘、半握拳、屈膝等；如稍有异物刺激，皆能引起全身性、阵发性肌肉痉挛和抽搐，以致营卫失和肌腠经脉，筋脉肌肉痉挛，有的还会出现发热、头痛、畏寒等症状；严重者可因身体衰竭、窒息或并发肺炎而危及生命。

 蚱蚕地肤散治疗破伤风

【配方】蚱蚕1只，地肤子3克，麝香末少许。

【制用法】将蚱蚕、地肤子共焙黄研末，加入麝香末（少许），混合研匀，用黄酒送服。

【功效主治】用治破伤风。

 蚱蜢治破伤风

【配方】（霜降后稻田内）灰色蚱蜢10余个。

【制用法】蚱蜢同壳装入布袋内，晒干，勿令受湿，常晒为要；瓦上煅存性，研为末。酒下，立愈。

【功效主治】用治破伤风。

 蚱蜢蝉蜕散治疗破伤风

【配方】蚱蜢、蝉蜕各30克。

【制用法】洗净焙干，共研末。每日服3次，每次3～5克，用白开水送服。

【功效主治】用治破伤风、小

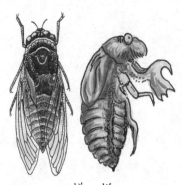

蝉 蜕

儿惊风。

方四 松树根治疗破伤风

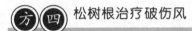

【配方】鲜松树根1尺。

【制用法】以火烧一端，另一端滴下的汁液，用碗或瓶盛接，搽于患处。

【功效主治】用治破伤风。

方五 僵蚕治疗破伤风

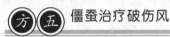

【配方】白僵蚕、蝉蜕各9克，葱白6克。

【制用法】捣研为末，贴患处。

【功效主治】用治破伤风。

方六 天南星防风治破伤风

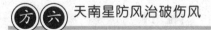

【配方】天南星、防风各等份。

【制用法】前味汤洗7次，后味玄叉股，共为细末。如破伤以药敷贴疮口，然后以温酒调下3克；如牙关急紧，角弓反张，用药6克，童子小便调下；因相打斗伤，内有伤损之人，用药6克，温酒调下。

【功效主治】用治破伤风及跌打伤损。

方七 南星天麻汤治破伤风

【配方】天南星12克，天麻、全蝎、白僵蚕、蝉蜕各9克，蜈蚣3条，朱砂4克。

【制用法】制服法同方一，每日1剂。

【功效主治】用治破伤风。症见初起张口不便，颈部活动不灵活，继则颜面肌肉痉挛呈苦笑面容，重则牙关紧闭，角弓反张，全身抽搐。

方八 荆芥槐条汤治破伤风

【配方】炒荆芥12克，当归、桃仁泥各10克，桂枝、红花各6克，槐条汁2盅。

【制用法】制服法同上。每日1～2剂。

【功效主治】用治破伤风。

烧烫伤

　　烧烫伤亦称灼伤，是指高温（包括火焰、蒸汽、热水等）、强酸、强碱、电流、某些毒剂、射线等作用于人体，导致皮肤损伤，可深在肌肉、骨骼，严重的合并休克、感染等全身变化。按损伤深浅分为三度：Ⅰ度烧伤主要表现为皮肤红肿、疼痛；Ⅱ度、Ⅲ度烧伤主要表现为皮肤焦黑、干痂似皮革，无疼痛感和水泡，常常产生感染、脱水、休克、血压下降的表现。

 黄瓜汁治疗烧伤

【配方】生黄瓜数斤。

【制用法】用冷开水反复洗净，捣烂取汁放在事先消好毒的容器中，用消毒棉签蘸黄瓜汁涂于创面，轻者每日涂3次，重者每日涂6～9次。

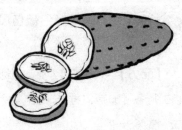

黄　瓜

【功效主治】用治烧伤，复原快，愈后无瘢痕。

 冰片醋治疗烧伤

【配方】冰片3克，米醋250毫升。

【制用法】将冰片放入醋瓶内，使冰片溶化。用时摇匀，涂搽患处，每日数次。

【功效主治】解毒止痛。用治烫伤水疱未破者。

 海螺灰治水火烫伤

【配方】海螺壳适量。

【制用法】海螺壳烧灰研成细末，放在瓷瓶中密封，存于井内水中，隔3日后即可使用；用前先将患部洗净，再将海螺灰撒布创面，然后以纱布绷带包扎，每日上药 2 次。

【功效主治】清热收湿，消肿止痛。用治水火烫伤。

方四 鲜牛奶治灼伤

【配方】鲜牛奶适量。

【制用法】将消毒过的纱布浸于牛奶中，将纱布敷于伤口。

【功效主治】生津润燥。用治火灼致伤。

方五 马铃薯汁治皮肤烧伤

【配方】马铃薯适量。

【制用法】将马铃薯去皮，洗净，切碎，捣烂如泥，用纱布挤汁，将汁涂于患处。

【功效主治】清热，防腐。用治轻度烧伤及皮肤破损。

方六 猪蹄甲治烧烫伤

【配方】猪蹄甲适量。

【制用法】将蹄甲烧制成炭，研极细面，以油混合成膏；将创面用凉水洗净，局部涂敷。

【功效主治】解毒收湿敛疮。用治烧烫伤。

方七 白矾花椒末治烫伤

【配方】白矾、花椒各适量，香油少许。

【制用法】将白矾及花椒用沙锅炒至花椒呈金黄色，然后共轧成粉末，用芝麻香油调成膏；涂于患处，包扎好。

【功效主治】止伤口痛，促进渗出物吸收，促嫩肉生长。用治烫伤。

方八 泡桐叶治轻度烧伤

【配方】泡桐叶、芝麻香油各适量。

【制用法】将泡桐叶洗净晒干，研末，过筛备用；用时取香油少许与泡桐叶粉调成糊状，清洁创面后将药敷于创面，每日换药 3 次。

【功效主治】清热止痛消肿。用治新鲜Ⅰ度、Ⅱ度烧伤及小面积Ⅲ度烧伤。

第六章 DILIUZHANG

肿瘤科疾病偏方

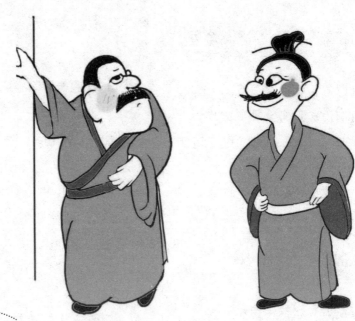

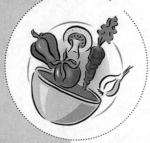

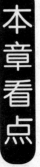

本章看点 ▼

● 食管癌　● 胃　癌　● 肠　癌
● 肝　癌　● 肺　癌　● 鼻咽癌
● 乳腺癌　● 宫颈癌　● 白血病
● 膀胱癌

食管癌

　　食管癌是发生在食管黏膜的一种恶性肿瘤。多见于中年以后的男性。病因不明，可能与长期进食含有亚硝胺类化合物的食物有关。早期症状为吞咽不畅，好像有东西梗塞胸口，胸前作痛，咽部有异物感或进食后胸颈一带梗噎不适，逐渐发展为咽下困难。病初仅能稍进流质性食物，自然消瘦不堪。诊断确定主要通过X线造影和食管脱落细胞检查，必要时作食管镜检查和活体组织检查。绝大多数的食管癌为鳞状细胞癌，少数见于食管下端者为腺癌。治疗时应根据不同情况，选用手术、放射、化疗、中草药等疗法。

 六神丸治食管癌

【配方】六神丸 10～15 粒。

【制用法】空腹温开水送服，每日 4 次，7 日为 1 个疗程，连用 4 个疗程。

【功效主治】解毒散结。用治食管癌，可改善病情，肿瘤有所缩小。

 麝香治食管癌

【配方】麝香、牛黄、冰片、珍珠、蟾酥、雄黄各等份。

【制用法】共研末，制成芝麻大小的丸。早、中、晚、深夜各服 1 次，每次 15 粒，口中频频含服；同时用醋或酒调，外敷癌肿局部，日换 1 次。

【功效主治】用治食管癌、鼻咽癌、肺癌、胃癌。

 硼砂治食管癌

【配方】硼砂 60 克，火硝 30 克，硇砂 6 克，沉香、冰片各 9 克，青礞石 15 克。

【制用法】上药共研粉，每次含化 1 克，徐徐咽下，隔 30～60 分钟 1 次；当患者黏膜吐尽，能进食时，改为 3 小时 1 次。连服 2 日停药。

【功效主治】用治食管癌（食管癌梗阻，滴水难下）。

 鲜韭汁治食管癌

【配方】鲜韭菜叶 1000 克。

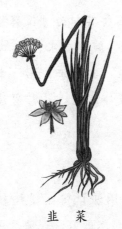

韭　菜

【制用法】捣烂绞汁。每日服 3 次，每次 100 毫升。

【功效主治】用治食管癌食滞难咽，瘀血型慢性胃炎。

 威灵仙治食管癌

【配方】威灵仙 30 克，白蜜 30 毫升，山慈姑 10 克。

【制用法】水煎 3 次，每煎分 2 次服。每 4 小时服 1 次，1 日服完。连服 7 日。

【功效主治】用治噎膈反胃（食管癌、胃癌）。

 醋浸大蒜治食管癌

【配方】大蒜头 100 克，醋 200 毫升。

【制用法】大蒜放入醋中煮熟，食蒜饮醋，每日 1 次。

【功效主治】散瘀解毒，抗癌。用治食管癌。

 蒲公英根治食管贲门癌

【配方】蒲公英根 30 克。

【制用法】加水煎，去渣，徐徐服下。

【功效主治】用治食管贲门癌（噎嗝）。

 三七治食管癌

【配方】三七 30 克，碘化钾 15 克，桃仁 30 克，百部 21 克，硼砂 18 克，甘草 12 克。

【制用法】将上药研成细末，炼蜜为丸，每丸重 9 克，每日早、晚各服 1 丸。

【功效主治】用治食管癌。

胃 癌

胃癌是最常见的消化道癌肿之一，其发病率及死亡率均居癌类之首位。这种胃黏膜的恶性肿瘤，其病因及发病条件目前仍未明确，可能与过咸饮食，亚硝胺与黄曲霉素等致癌因素及慢性细菌感染、胃切除术后某些胃部疾患（如胃溃疡、萎缩性胃炎、胃息肉、肠上皮化生）、恶性贫血、遗传因素等有关。中医将其归为"反胃"、"胃脘病"、"心腹痞"等范畴，并分为肝胃不和、脾胃虚寒、瘀毒内阻、胃热伤阴、痰湿凝结、气血虚弱等各种类型，宜辨证施治。本病早期可无症状，也偶有食欲减退、嗳气或上腹部不适，易与胃溃疡相混淆，缺乏特征性表现。

 花生米鲜藕治胃癌

【配方】花生米、鲜藕根各50克，鲜牛奶200毫升，蜂蜜30毫升。

【制用法】捣烂共煮，每晚50毫升。

【功效主治】益气养阴，清热解毒。用治胃癌。

 核桃树枝煮鸡蛋治胃癌

【配方】核桃树枝30厘米长(约食指粗)，鸡蛋2个。

【制用法】将核桃树枝截为8～9段，水煎好，去渣，用此水再煎煮鸡蛋2个。分2次将鸡蛋吃下，连续服用，直至病愈。吃鸡蛋后如不吐，继续服用就会有效；如吐则无效，应停服。

【功效主治】用治胃癌。

 蜂蜜醋矿泉水治胃癌

【配方】矿泉水50毫升，蜂蜜20毫升，醋30～40毫升。

【制用法】将3味按比例配制成饮料，每日饮用。

【功效主治】抗癌。用治胃癌。

方四 醋炒黄豆芽治胃癌

【配方】黄豆芽 50 克，醋适量。

【制用法】将黄豆芽洗净，用醋熘至熟。佐餐食用。

【功效主治】解毒散瘀。用治胃癌患者化疗期间不良反应。

方五 金银花治胃癌

【配方】金银花 100 克，甘草 15 克，半枝莲 18 克，绿茶 10 克。

【制用法】水煎服。

【功效主治】清热解毒。用治胃癌、胃脘灼痛、口干溲黄。

方六 党参仙鹤草治胃癌

【配方】党参 15 克，生白术 10 克，仙鹤草 30 克，生薏苡仁 30 克，白花蛇舌草 30 克，白英 30 克，七叶一枝花 15 克，石见穿 18 克，炙甘草 5 克。

【制用法】水煎服。每日 1 剂。

【功效主治】益气健脾，消瘀散结。用治胃癌。

方七 生黄芪生梨根治胃癌

【配方】生黄芪 20 克，薏苡仁 20 克，煅瓦楞子 20 克，喜树果 30 克，云茯苓 20 克，白术 10 克，枳壳 10 克，女贞子 20 克，生梨根 60 克，焦楂 15 克，神曲 15 克，白英 40 克，赤芍 10 克，白芍 10 克，七叶一枝花 15 克，白花蛇舌草 30 克，枸杞子 12 克。

【制用法】水煎服。每日 1 剂。

【功效主治】扶正消瘀。用治胃癌术后不能化疗者，可长期服用。

方八 蟹蛇散治胃癌

【配方】螃蟹、乌蛇、鹿角霜各 60 克。

【制用法】将上 3 味晒干研细末。每次 5 克，1 日 3 次，开水冲服。

【功效主治】破瘀消积，通络止痛。用治胃癌疼痛。

肠 癌

大肠癌是发生于直肠和结肠的恶性肿瘤。其临床症状因癌瘤的类型及部位而不同，除腹部不适及腹痛外，右侧结肠癌以全身症状、贫血及腹部肿块为主症；左侧结肠癌则以肠腔梗阻、排便紊乱为显著症状；直肠癌则以排便习惯改变、粪便带血及黏液为突出表现。中医称本病为"肠癌"，其病机可能与过食肥甘、霉变食物，或因大肠慢性病变的长期刺激，日久恶变而成。

 海藻水蛭散治肠癌

【配方】海藻 30 克，水蛭、壁虎各 15 克。

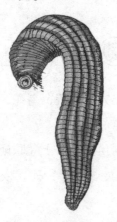

水 蛭

【制用法】将上 3 味焙干研细末。分 10 包，每日 1～2 包，黄酒冲服。

【功效主治】逐瘀破血，清热解毒。用治肠癌。

 白蚁酒治直肠癌

【配方】白蚁 100 克，低度高粱酒 500 毫升。

【制用法】将白蚁洗净晾干，浸酒中密封 2 个月后饮酒。每日服 2～3 次，每次 15～20 毫升。

【功效主治】用治直肠癌、乳腺癌、子宫癌。

 茄子酒治肠癌

【配方】紫茄子 1 个，白酒 1000 毫升。

【制用法】茄子洗净，用湿纸包裹，在柴炭火余灰中煨熟，取出剥去纸，将茄子弄烂浸白酒中，密封3昼夜，过滤掉茄子。每日于饭前饮酒15毫升。

【功效主治】用治肠癌便血、肠风便血。

 白头翁治大肠癌

【配方】白头翁50克，金银花、木槿花各30克，白糖30克。

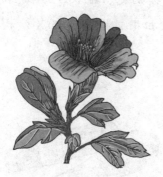

木槿花

【制用法】煎浓汁200毫升，加白糖30克，温服，每日3次。

【功效主治】用治大肠癌。

 灵芝炖牛肉治肠癌

【配方】灵芝20克，枸杞子10克，牛肉150克，姜片、大蒜、精盐、味精、麻油各适量。

【制用法】分别处理好后，同放于沙锅中，注入清水400毫升，烧开后，撇去浮沫，加入姜片，炖至酥烂，下大蒜、精盐、味精、淋麻油，调匀。分1～2次趁热食牛肉喝汤。

【功效主治】用治肠癌。

 怀山药治直肠癌

【配方】怀山药、炒白术、党参、广木香、炒枳壳、炙鸡内金、青皮、陈皮、焦建曲各130克。

【制用法】水煎服。每日1剂。

【功效主治】健脾和胃。用治直肠嗜银细胞癌。

 红藤治大肠癌

【配方】红藤15克，白头翁9克，半枝莲30克，白槿花、苦参、草河车各9克。

【制用法】水煎服。每日1剂。

【功效主治】清热解毒，利湿活血。用治大肠癌。

肝 癌

肝癌是发生于肝脏的一种恶性肿瘤。有原发性和继发性（肝内转移）两种，为我国常见病症之一，其发病率在男性肿瘤中占第三位，女性占第五位。目前病因尚不清楚，考虑与慢性肝炎、化学致癌物、寄生虫病、营养因素、饮酒及遗传因素等有关。原发性肝癌起源于肝细胞或胆管细胞；继发性肝癌多为消化道恶性肿瘤的转移，肿瘤可局限或弥散。本病早期症状不明显，缺乏特殊征象，可有上腹或肝区疼痛、上腹胀满、肿块、胃纳减退、食欲不佳、体重减轻、发热、黄疸、肝掌、蜘蛛痣等体征。根据病史、症状、体征、肝功检查、甲胎蛋白检查、B超、CT、核素扫描、横膈顶部 X 线检查、同工酶检查等有助于诊断。

 云南白药治肝癌

【配方】云南白药适量。

【制用法】口服云南白药，每次 1 克，每日 4 次。

【功效主治】治疗时间应长一些，可使肝癌病情好转。

 胡萝卜洋葱防治肝癌

【配方】胡萝卜、洋葱、猪油、醋各适量。

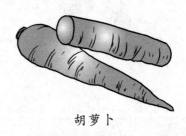

胡萝卜

【制用法】将胡萝卜、洋葱洗净切成条，用猪油煎炒至 7 成熟，加醋及其他调料。每日佐餐食用。

【功效主治】防癌抗癌。用治肝癌等癌症的早期和恢复期，作为辅助食疗，并可防癌复发。

火硝明矾治癌症疼痛

【配方】火硝、明矾各9克，黄丹、麝香各3克，胡椒18克，醋适量。

【制用法】将前5味共研为细末，和醋调匀成糊状。外敷于两足涌泉穴。

【功效主治】止痛。用治肝癌及各种癌疼痛。

 半枝莲治肝癌

【配方】半枝莲、半边莲各30克，玉簪根9克，薏苡仁30克。

【制用法】水煎服。每日1剂。

【功效主治】清热解毒，化湿消肿。用治肝癌。

 龙葵治肝癌

【配方】龙葵60克，十大功劳30克。

【制用法】水煎服。每日1剂。

【功效主治】清热解毒，活血消痞。用治肝癌。

 预知子治肝癌

【配方】八月札石燕、马鞭草各30克。

【制用法】水煎服。每日1剂。

【功效主治】清热除痰，解毒散结。用治肝癌。

 雄黄治肝癌

【配方】雄黄、朱砂、五倍子、山慈姑各等份。

【制用法】共研极细粉，吸入疗法，每次少量。

【功效主治】解毒化瘀，消瘀散结。用治肝癌。

 鼠妇治肝癌

【配方】干燥鼠妇60克。

【制用法】加水适量，水煎2次，混合后分4次口服，每日1剂。

【功效主治】破血利水，解毒止痛。用治肝癌剧痛。

肺　癌

肺癌又称原发性支气管癌，是最常见的肺部原发性恶性肿瘤。按其解剖部位，有中央型肺癌和周围型肺癌的不同；按其组织学分类，有鳞癌、小细胞癌、大细胞未分化癌、腺癌、肺泡癌的区别。中医亦称该病为"肺癌"，其病机有内因与外因两个方面，外因与感受外邪、诸种毒气有关；内因与七情、饮食、肺脏本身病变及其他脏腑禀赋薄弱等有关，为正虚邪实之证。

肺癌的主要症状是咳嗽、咯血或血痰、胸痛、发热、胸闷、气急，甚至全身疲乏、消瘦、贫血、食欲不振等。

 鱼腥草仙鹤草治肺癌

【配方】鱼腥草（后下）30克，仙鹤草30克，猫爪草30克，七叶一枝花30克，山海螺30克，天冬20克，葶苈子（包煎）12克，生半夏15克，浙贝母9克。

【制用法】水煎服。每日1剂。

【功效主治】清肺除痰，解毒散结。用治肺癌。

 丹皮治肺癌

【配方】牡丹皮12克，生地黄12克，鱼腥草（后下）30克，蒲公英30克，丹参12克，王不留行12克，野菊花12克，五味子9克，夏枯草15克，海带15克，石见穿15克。

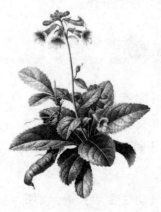

地　黄

【制用法】先将上药加清水超出药面 3 厘米，浸泡 3 小时，搅拌几次，使清水被药物部分吸收，最后再加清水至超出药面 3 厘米，放火上煎煮 40 分钟，每剂煎 2 次。每日 1 剂，早、晚各服 1 次。

【功效主治】用治肺癌。

 北沙参半枝莲治肺癌

【配方】北沙参 12 克，黄芩 12 克，浙贝母 12 克，鱼腥草（后下）30 克，半枝莲 30 克，炒谷芽 30 克，焦山楂 30 克，仙鹤草 30 克，当归 9 克，制天南星 9 克，橘红 9 克，蜈蚣 3 条。

【制用法】水煎服。每日 1 剂。

【功效主治】养阴清肺，健脾和胃，化痰抗癌。用治肺癌。

 紫河车夏枯草治肺癌

【配方】紫河车 20 克，苦荬 20 克，夏枯草 30 克，陈皮 20 克，薏苡仁 20 克，莪术 20 克，山豆根 15 克，百合 15 克。

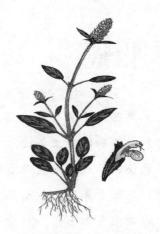

夏枯草

【制用法】水煎服。每日 1 剂。

【功效主治】理气化痰，活血破瘀，有抑制原发性肺支气管癌病灶的作用，并使绝大多数患者带癌生存时间延长。用治肺癌。

 黄芪白术治肺癌

【配方】黄芪 15 克，白术 10 克，陈皮 12 克，党参 12 克，炙甘草 6 克，当归 6 克，焦三仙各 20 克，茯苓 15 克，清半夏 10 克，枳壳 3 克，莱菔子 6 克。

【制用法】水煎服。

【功效主治】补中益气、健脾和胃。用治肺癌术后，气短、疲乏，纳呆少寐，舌淡苔薄白，脉沉细。

鼻咽癌

鼻咽癌临床主要症状有鼻塞、鼻腔出血，常以颈部淋巴结转移而就诊。本病的发生与遗传、病毒、环境等因素有关。中医学认为，七情损伤、正气不足是患鼻咽癌的内因，正虚之体，再遇风邪毒的侵袭，沉积于鼻腔，气血运行受阻，瘀积而成肿块。临床常用的偏方、验方主要如下。

 葱白皂角治鼻咽癌

【配方】葱白、皂角各3个，鲜鹅不食草6～9克，人工麝香0.15～0.2克。

【制用法】将葱白、皂角、鲜鹅不食草捣烂绞汁，加入人工麝香，以棉花蘸药汁塞耳，亦可将药汁滴耳用。

【功效主治】聪耳开窍。用治鼻咽癌。

 猪瘦肉山楂治鼻咽癌

【配方】猪瘦肉、山楂、面上柏各50克。

【制用法】加水1500毫升，煮熟后吃肉喝汤，每日1剂，连

用7日为1个疗程，休息3日后再用，可服用10个疗程。

【功效主治】扶正抗癌。用治鼻咽癌。

 马勃治鼻咽癌

【配方】马勃9克（包煎），射干15克，开金锁、七叶一枝花各30克。

【制用法】水煎服。每日1剂。

【功效主治】解毒利咽抗癌。用治鼻咽癌。

 龙葵白茅根治鼻咽癌

【配方】龙葵、白茅根、麦冬各30克，北沙参、白花蛇舌草、野

菊花、生地黄、赤芍、藕节各15克，石斛、玉竹、海藻、苍耳子、玄参各12克，辛夷（包煎）、焦栀子、浙贝母各10克，桃仁6克。

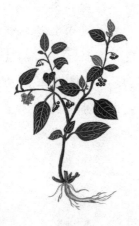

龙　葵

【制用法】加水煎沸15分钟，过滤取液；渣再加水煎20分钟，滤过去渣，两次滤液对匀，分早、晚两次服，每日1剂。

【功效主治】用治鼻咽癌。

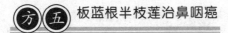
方五　板蓝根半枝莲治鼻咽癌

【配方】板蓝根、半枝莲、白花蛇舌草各30克，茜草15克，辛夷（包煎）、山豆根各12克，苍耳子、薄荷（后下）、白芷、荆芥、防风各10克。

【制用法】加水煎服法同方四，每日1剂。

【功效主治】用治鼻咽癌。病变初期，鼻塞流涕，鼻涕中偶带血丝，舌苔薄白，脉浮。

方六　北沙参芦根治鼻咽癌

【配方】北沙参、生石膏（先煎）、芦根各30克，天花粉20克，麦冬15克，知母、玄参、金银花、连翘各12克。

【制用法】加水煎服法同方四，每日1剂。

【功效主治】用治鼻咽癌热毒伤阴或放射治疗出现鼻咽部干燥，饮多不解渴、大便干、舌红无津、苔厚腻、脉细数。

方七　半枝莲黄芪治鼻咽癌

【配方】半枝莲、白花蛇舌草、肿节风、黄芪各30克，山慈姑15克，苍耳子12克，全蝎6克，蜈蚣2条。

【制用法】加水煎服同方四，每日1剂。

【功效主治】用治鼻咽癌。

乳腺癌

　　乳腺癌是多发于绝经期前后妇女乳腺部位的恶性肿瘤，尤以独身、婚后未生育，或生育后未哺乳者较多见，也可由乳房的良性病变转化而成。临床以乳房部结块，质地坚硬，高低不平，病久肿块溃烂，脓血污秽恶臭，疼痛日增为主要表现。中医称本病为"乳岩"，其病机主要因情志内伤、冲任失调、气滞痰瘀互结而成。

 板子蟹壳散治乳腺癌

【配方】板子蟹壳适量。

【制用法】将蟹壳焙焦研末。每次6克，每日2次，黄酒冲服，不可间断。孕妇忌用。

【功效主治】清热解毒，破瘀消积，通络止痛。用治乳腺癌。

 石花菜治乳腺癌

【配方】石花菜、海带、海藻各15克。

【制用法】将上药加水煎煮，连煎2次，2次药汁混合。每日1剂，分2次服。

【功效主治】清热解毒，化痰散结。用治乳腺癌。

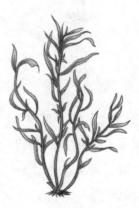

海　藻

 海马治乳腺癌

【配方】大海马1只，蜈蚣6只，炮山甲45克。

【制用法】将上药焙干研细末。每次1克，每日3次，黄酒冲服。

【功效主治】散结消肿，通络

活血。用治乳腺癌。

 河豚卵猪殃殃治乳腺癌

【配方】河豚卵子适量，猪殃殃30克。

【制用法】将河豚卵子捣烂，另将猪殃殃煎煮，取汁去渣；将捣碎的河豚卵子外敷乳房患处（切勿内服，有剧毒）；另配合猪殃殃煎汁内服。

【功效主治】解毒消肿，镇痛散结。用治乳腺癌。

 蜂房汤治乳腺癌

【配方】露蜂房12克，留引子30克，穿山甲15克，水线草30克。

【制用法】水煎服。每日1剂。

【功效主治】用治乳腺癌。

 覆盆子根汤治乳腺癌

【配方】覆盆子根适量。

【制用法】酒、水各半煎服。

 香砂六君子汤治乳腺癌

【功效主治】用治乳腺癌。

【配方】广木香、砂仁（后下）各5克，清半夏、陈皮、茯苓、白术各10克，生牡蛎（先煎）、夏枯草各15克，党参、生薏苡仁各30克。

【制用法】水煎服。

【功效主治】健脾化痰，软坚散结。用治乳腺癌。

 蜂穿不留汤治乳腺癌

【配方】露蜂房9克，穿山甲9克，石见穿15克，王不留行15克，莪术15克，黄芪15克，当归15克，三七粉（分2次吞服）3克。

【制用法】水煎服。每日1剂。

【功效主治】破血逐瘀，扶正祛邪，解毒活络，软坚散结。用治乳腺癌。

宫颈癌

宫颈癌是女性生殖器官最常见的恶性肿瘤，病理上有糜烂型、结节型、菜花型、空洞型的不同。临床以阴道分泌物增多、出血、疼痛为主要特征。本病中医归属于"癥瘕"范畴，其病机可能与早婚、早育、慢性宫颈疾病，病毒感染等致胞脉及冲任脉等部位气滞血瘀或痰湿阻滞而使腹中结块，日久恶变而成。

 蜈蚣全蝎治宫颈癌

【配方】蜈蚣 3 条，全蝎 6 克，昆布 24 克，海藻 24 克，当归 24 克，续断 24 克，半枝莲 24 克，白花蛇舌草 24 克，白芍 15 克，香附 15 克，茯苓 15 克，柴胡 9 克。

【制用法】水煎服。每日 1 剂。

【功效主治】消胀祛痛，活血止带。用治宫颈癌。

 醋制莪术三棱汤治宫颈癌

【配方】醋制莪术、醋制三棱各 15 克。

【制用法】将 2 味加水 300 毫升，煎成 200 毫升，去渣取汁。

每日服 1 剂，早饭前、晚饭后各服 100 毫升。

【功效主治】抗癌。用治宫颈癌。

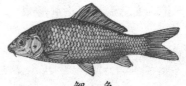 **鱼鳞治子宫癌及乳腺癌**

【配方】鲫鱼鳞、鲤鱼鳞、黄酒各适量。

鲤鱼

【制用法】将两种鱼鳞用文火稍加水熬成鱼鳞胶。每服 30 克，温酒对水化服。

【功效主治】用治子宫癌、乳腺癌、血友病。

醋调乌头粉治宫颈癌

【配方】乌头 30 克，醋适量。

【制用法】乌头研细末，用醋调成糊状，敷于两足涌泉穴。

【功效主治】温经止痛。用治宫颈癌腹痛者。

酸石榴汁治宫颈癌

【配方】酸石榴半个。

【制用法】捣汁，顿服。每日服 2 次，连服 7～10 日。

【功效主治】用治宫颈癌阴道出血，心烦口渴。

土茯苓苦参治晚期宫颈癌

【配方】土茯苓 30 克，贯众 20 克，苦参 30 克，生地榆 20 克，川牛膝 15 克，栀子 10 克，黄柏 10 克，薏苡仁 20 克，生黄芪 20 克，女贞子 20 克，枸杞子 15 克，枳壳 10 克，莪术 15 克，白花蛇舌草 30 克，白茅根 20 克，当归 15 克，昆布 20 克，海藻 20 克，七叶一枝花 15 克，山慈姑 15 克。

【制用法】水煎服。每日

1 剂。

【功效主治】消瘀软坚散结。用治晚期宫颈癌或术后、放疗后局部复发转移。

全当归治老年妇女子宫癌

【配方】全当归 30 克，阿胶珠 30 克，冬瓜仁 24 克，红花 24 克。

【制用法】水煎服，每日 1 剂。

【功效主治】活血止血，散瘀消肿。用治老年妇女子宫癌。

杜仲治宫颈癌出血不止

【配方】杜仲 10 克，川芎 10 克，山茱萸 10 克，龟板胶 10 克，煅龙骨 10 克，煅牡蛎 10 克，炒蒲黄 10 克，五灵脂（包煎）10 克，棕榈炭 12 克，白茅根 15 克，酒杭芍 12 克，木通 6 克，焦栀 10 克，酒黄芩 10 克，焦地榆 10 克，白鸡冠花 15 克，升麻 3 克，汉三七（冲）3 克，炙甘草 6 克。

【制用法】水煎服。每日 1 剂。

【功效主治】用治宫颈癌出血不止。

白血病

白血病应视为血液的恶性肿瘤，其特点是白细胞某一系统的过度增生，并浸润到体内的各种组织和脏器，尤其是肝、脾和淋巴结，且周围血液中经常出现各种幼稚的白细胞，白细胞的总数经常增多，常有严重的贫血与明显的出血倾向，并可危及患者的生命。

本病的发生多与环境因素及机体的遗传、代谢、免疫等有关。中医认为多因七情有过、肝脾损伤而成虚劳，日久气滞血瘀结成痰核而为本虚标实之症。急性白血病以儿童为多见，其发病急，病程短，发热，口腔溃烂，有严重贫血，普遍出血现象；而慢性白血病发病缓慢，起初多无特殊不适，后期表现亦较复杂，多为疲乏无力、饮食减少、消瘦、头晕、头痛、面色苍白无华，或发热出汗，或腹胀腹疼，或颈腋、腹股沟等部位出现包块等。临床常用的偏方、验方主要如下。

 当归治急性白血病

【配方】当归、丹参、赤芍各20克，川芎10克，沙参20克，麦冬15克，板蓝根50克，山豆根30克，山慈姑50克。

【制用法】水煎服。每日1剂。

【功效主治】养血活血，清热解毒。用治急性白血病。

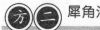 犀角治白血病

【配方】犀角4克（水牛角10克代），生地黄、牡丹皮各20克，旱莲草30克，女贞子20克，杭白芍15克，血余炭20克，大小蓟、仙鹤草各30克，地榆炭20克，羊蹄根30克，大青叶20克，露蜂房10克，生黄芪、藕节各30克。

【制用法】水煎服。每日1剂。

【功效主治】清热解毒，凉血止血。用治阴虚血热、迫血妄行型白血病。

方三 玄参治热结痰核型白血病

【配方】玄参12克，牡蛎（先煎）30克，浙贝母12克，甲珠15克，夏枯草、昆布、海藻各30克，清半夏、生天南星各12克（先煎2小时），栝楼、黄药子各15克，山慈姑20克，半枝莲30克，七叶一枝花20克，白花蛇舌草30克。

【制用法】水煎服。每日1剂。

【功效主治】清热解毒，软坚散结。用治热结痰核型白血病。

方四 黄芪党参治阳虚型白血病

【配方】黄芪15～30克，肉桂（后下）3～10克，党参10～15克，当归、白术、白芍各10克，熟地黄15克，茯苓12克，鹿角10克，陈皮6克，红枣5枚，甘草3克。

【制用法】水煎服。每日1剂。

【功效主治】健脾补肾、益气壮阳。用治阳虚型白血病。

方五 川芎猪殃殃治白血病

【配方】川芎、板蓝根、铁扁担各15克，猪殃殃48克，罂粟壳6克。

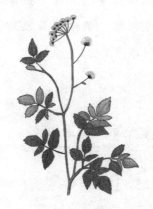

川芎

【制用法】水煎服。或制成浸膏压片服用，日服4次。

【功效主治】用治白血病。

方六 野苜蓿治白血病

【配方】野苜蓿5钱。

【制用法】水煎服。每日分2次服。

【功效主治】用治白血病。

膀胱癌

　　膀胱癌系膀胱移行上皮细胞的恶性肿瘤，多生于膀胱底部或侧壁，经常无病尿血、尿频，以致血块堵塞，剧痛难忍，此症多见于40～60岁的中、老年人，男性多于女性，病因不明，可由乳头状瘤恶变而来。此病初起时小便血尿轻微，间歇性，多发生于小便终了时，以后血量增加成全血尿。用X线膀胱造影、膀胱镜、超声显像有助于诊断。确诊后应立即进行手术切除或放疗、化疗，并用中草药巩固康复。

 元胡荽治膀胱癌

【配方】元胡荽、瞿麦、萹蓄各12克，白糖适量。

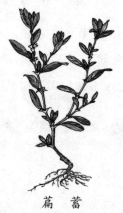

萹　蓄

【制用法】捣烂取汁对白糖服。

【功效主治】止痛止血。用治膀胱癌尿血、疼痛。

 千金藤治膀胱癌

【配方】千金藤（鲜品每次25克、干品10克），车前子（包煎）15克。

【制用法】水煎服。每日2次。

【功效主治】清热解毒。用治膀胱癌。

 木通治膀胱癌尿血

【配方】木通、牛膝、生地黄、天冬、麦冬、五味子、黄柏、甘草各3克。

【制用法】水煎服。每日1剂。

【功效主治】清热利湿止血。用治膀胱癌尿血。

 无花果治膀胱癌

【配方】无花果30克，木通15克。

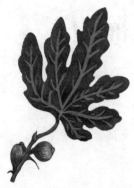

无花果

【制用法】水煎服。每日1剂。

【功效主治】解毒利湿。用治膀胱癌。

 生地知母治膀胱癌

【配方】生地黄12克，知母12克，黄柏12克，木馒头15克，蒲黄炭12克，半枝莲30克，七味一枝花39克，大蓟12克，小蓟12克，蒲公英30克，车前子（包煎）30克。

【制用法】水煎服。每日1剂。

【功效主治】滋阴清热，解毒止血。用治膀胱癌。

 知柏银蓟治膀胱癌

【配方】知母9克，黄柏6克，大蓟9克，小蓟9克，生地黄12克，蒲黄炭9克，泽泻9克，金银花9克，山茱萸3克，琥珀末（吞服）1.5克。

【制用法】水煎服。每日1剂。

【功效主治】滋阴解毒，清热利湿。用治膀胱癌。

苦参败酱草治膀胱癌

【配方】苦参15克，威灵仙30克，猪苓30克，王不留行30克，小蓟30克，赤芍15克，败酱草30克，延胡索15克，炮穿山甲15克。

【制用法】水煎服。

【功效主治】用治湿热下注、尿痛血尿、尿频、口苦咽干、脉洪大、苔黄腻者之膀胱癌。

妇科疾病偏方

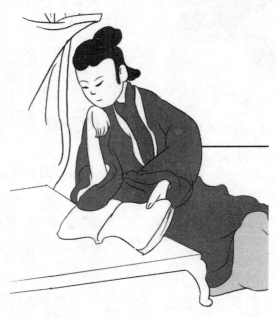

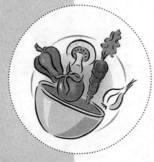

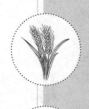

本章看点 ▼

● 痛　经　　● 月经不调　　● 闭　经

● 子宫脱垂　● 子宫颈炎　　● 白带增多症

● 阴道炎　　● 盆腔炎　　　● 宫颈糜烂

● 产后恶露　● 缺　乳　　　● 回　乳

● 产后诸症　● 避　孕　　　● 不孕症

痛　经

　　痛经是指妇女在经期前后或是在行经期间出现的一系列身体不适状况，常以腹痛为主要表现。严重的痛经将影响工作和给生活带来烦恼。

　　痛经有两种情况，一种是指生殖器官无明显器质性病变月经痛，称功能性痛经。这种病常发于月经初潮或初潮后一二周，多见于未婚或未孕妇女，一般在生育后可有不同程度的缓解或消失。另一种是指生殖器官有器质性病变，由子宫内膜异位、子宫黏膜下肌瘤和盆腔炎等病症引起的月经疼痛，称继发性痛经。应针对发病原因进行治疗。

 老丝瓜汤治痛经

【配方】干丝瓜1条。

【制用法】将干丝瓜加水1碗煎服。每日1次，连服3～4日。

【功效主治】用治痛经。

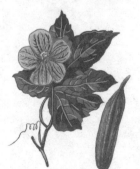

丝　瓜

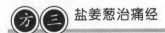 艾叶治疗痛经

【配方】炒艾叶9克，红糖适量。

【制用法】加红糖，用开水煎煮数沸后温服。

【功效主治】温经散寒。用治小腹冷痛的痛经。

方三 盐姜葱治痛经

【配方】食盐500克（研细），生姜120克（切碎），葱头1握

（洗净）。

【制用法】炒热熨痛处。

【功效主治】散寒通经、止痛。用治痛经。

 艾叶藕节治痛经

【配方】艾叶 15 克，五灵脂（包煎）12 克，藕节 15 克。

【制用法】水煎服。每日 2～3 次。

【功效主治】用治痛经。

 鸡血藤茄子根治痛经

【配方】鸡血藤 30 克，茄子根 15 克。

【制用法】水煎服。每日 2 次。

【功效主治】用治痛经。

 荔枝核香附治痛经

【配方】荔枝核、香附、黄酒各 30 克。

【制用法】将荔枝核、香附研成细末，混合装入瓷瓶密封保存，每到痛经发生之前 1 日开始服用，每次服 6 克，以黄酒适量调服，每日 3 次。

【功效主治】行气通经。用治以气滞为主的实证痛经。

 玫瑰花治痛经

【配方】初开玫瑰花蕊 50 克，红糖适量。

【制用法】去蒂，洗净，加清水 500 毫升，煎取浓汁，去渣后加入红糖，熬制成膏。每日服2～3次，每次 1～2 匙，用温开水送服。

【功效主治】用治月经不调、痛经。

 益母草苎麻根治痛经

【配方】益母草、苎麻根各 100 克，黄酒适量。

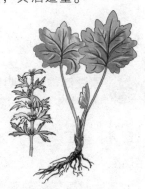

益母草

【制用法】洗净切碎，加黄酒少许炒热，敷于小腹部，每日 2 次。

【功效主治】用治痛经。

月经不调

月经不调是妇科常见的一种疾病，表现为月经周期紊乱，出血期延长或缩短，出血量增多或减少，甚至月经闭止。卵巢功能失调、全身性疾病或其他内分泌腺体疾病影响卵巢功能，都可能诱发此病。此外，生殖器官的局部病变如子宫肌瘤、子宫颈癌、子宫内膜结核等也可表现为不规则阴道流血，应注意二者的区分。

 方 一　藕节散治月经不调

【配方】藕节 500 克，白酒适量。

【制用法】将藕节焙干研末。每日 3 次，1 次 3 克，用白酒送服。

【功效主治】用治月经不调。

 方 二　黑豆苏木汤养阴调经

【配方】黑豆 50 克，苏木 20 克，红糖少许。

【制用法】黑豆炒熟研末，与苏木加水共煎。加红糖调服。

【功效主治】行血祛瘀，利水消肿。用治月经不调。

方 三　豆腐羊肉汤治月经不调

【配方】豆腐 2 块，羊肉 50 克，生姜 25 克，盐少许。

【制用法】煮熟加盐。饮汤食肉及豆腐。

【功效主治】益气血，补脾胃。用治体虚及妇女月经不调、脾胃虚寒。

方 四　米醋豆腐治月经不调

【配方】米醋 200 毫升，豆腐 250 克。

【制用法】将豆腐切成小块用醋煮，以文火煨炖为好，煮熟。饭前 1 次吃完。

【功效主治】活血调经。用治

身体尚壮妇女的月经不调，如经期过短、血色深红、量多。

 山楂红糖水治月经错后

【配方】生山楂肉 50 克，红糖 40 克。

【制用法】山楂水煎去渣，冲入红糖，热饮。非妊娠者多服几次，经血亦可自下。

【功效主治】活血调经。用治月经错后。

 鸡蛋红糖治月经不调

【配方】鸡蛋 2 个，红糖 100 克。

【制用法】红糖加水少许，水开后打入鸡蛋至半熟即成。应在月经干净后服用，连用 2～3 次，每日 1 次。

【功效主治】滋阴养血，调经止痛。用治妇女月经不调、血虚。

 雄鸡冠煮食调经养血

【配方】雄鸡（未经阉割）冠 2 个，食盐少许。

【制用法】将鸡冠煮熟（不宜过烂），蘸盐吃。每月吃 3～5 次。

【功效主治】养血调经。用治月经不调。

 西瓜秧治月经不调

【配方】西瓜秧 30 克，红糖 30 克。

【制用法】水煎服。每日 2 次。

【功效主治】用治月经不调。

 菱角赤小豆治月经不调

【配方】菱角 100 克，荷叶 10 克，赤小豆 30 克。

【制用法】水煎服。每日 2 次。

【功效主治】用治月经不调。

棉花籽治月经不调

【配方】棉花籽。

【制用法】炒香研成细末。饭前用酒送服，每次服 10 克。

【功效主治】用治月经不调。

闭　经

闭经是指年满 18 岁以上者，月经仍未来潮或月经周期建立之后，又未到绝经期，月经突然停止而超过 3 个月以上仍未来潮的症状。前者称为原发性闭经，后者称为继发性闭经。本病在中医学中分为虚实两类。虚为阴亏血虚，无经可下；或肝肾亏损，精血不足。多因先天不足、后天缺乏补养、大量失血、房劳过度等造成。实者皆为气滞血瘀，经脉不畅，血不运行。由经期冒雨涉水、感受风邪，或饮食失节、过食寒物所致。

 益母草乌豆水治闭经

【配方】益母草 30 克，乌豆 60 克，红糖、黄酒各适量。

【制用法】益母草与乌豆加水 3 碗，煎至 1 碗；加糖调服，并加黄酒 2 汤匙冲饮。每日 1 次，连服 7 日。

【功效主治】活血祛瘀调经。用治闭经。

 桑葚鸡血藤汤治闭经

【配方】桑葚 25 克，红花 5 克，鸡血藤 20 克，黄酒适量。

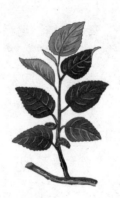

桑　葚

【制用法】上 3 味加黄酒水煎。每日 2 次温服。

【功效主治】补血行血，通滞化瘀。用治闭经。

 蚯蚓粉治经闭

【配方】蚯蚓 4 条，黄酒适量。

【制用法】将蚯蚓放瓦上焙黄，研末用黄酒送服，每日1剂，连服5日。

【功效主治】用治多日不来月经、经闭。

 中华绒螯蟹治闭经

【配方】中华绒螯蟹适量，黄酒1盅。

【制用法】每次取蟹15克，用黄酒蒸熟。日服1次，经行停药。

【功效主治】活血调经。用治血瘀闭经。

 木耳苏木治月经忽然停止

【配方】木耳50克，苏木50克。

【制用法】用水、酒各1碗，煮成1碗服。

【功效主治】用治妇女月经忽然停止，过1～2个月有腰胀、腹胀现象。

 人乳韭菜汁治闭经

【配方】人乳1杯，韭菜汁1杯。

【制用法】蒸热，早晨空腹1次服。

【功效主治】用治闭经。

 猪肝红枣治闭经

【配方】猪肝200克，大枣20枚，番木瓜1个。

【制用法】将大枣去核、番木瓜去皮后，加水煮熟吃。

【功效主治】用治闭经。

 老母鸡木耳治闭经

【配方】老母鸡1只，木耳50克，大枣10枚。

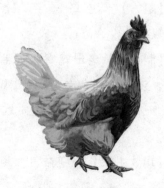

老母鸡

【制用法】鸡去毛、内脏，和木耳、红枣加水煮烂吃。

【功效主治】用治体虚闭经。

子宫脱垂

子宫脱垂是指子宫偏离正常位置沿着阴道下降，低于子宫颈外阴道口到坐骨棘水平以下甚至完全脱出阴道口外的症状，中医称"阴挺"、"阴颓"、"阴疝"等。多发于产后体质虚弱，气血受损，分娩时用力太大，或产后过早参加重体力劳动，致使气弱下陷，脉络胎宫松弛，不能稳固胞体，因而形成下坠。由于胞宫经络与肾相连，所以肾气衰虚，或产育多，内耗肾气，也可使胞宫脉络松弛导致子宫脱垂。妇女在过劳、排便时用力太过、剧咳等情况下，都可能反复发作。

 首乌鸡汤治子宫脱垂

【配方】何首乌 20 克，老母鸡 1 只，盐少许。

【制用法】老母鸡宰杀去毛及内脏，洗净，将何首乌装入鸡腹内，加水适量煮至肉烂；饮汤吃肉。

【功效主治】补中益气。用治妇女子宫脱垂、痔疮和脱肛。

 青山羊血治子宫脱垂

【配方】青山羊血 10 余滴。

【制用法】青山羊耳尖消毒后取血，对入少许温开水。一次服，每日 1 次。

【功效主治】补中益气。用治子宫脱垂。

 鳖头灰治子宫脱垂

【配方】鳖头、黄酒各适量。

【制用法】将鳖头置火上烧炭存性，研末。每次 6 克，每日 3 次，黄酒送服。

【功效主治】益气补虚。用治子宫脱垂、脱肛。

升草汤治子宫脱垂

【配方】升麻 15 克，甘草 6 克，缩葫芦 1 个。

【制用法】水煎，连服数剂。

【功效主治】用治子宫脱垂。

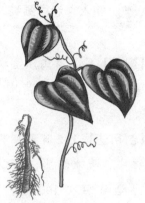 **山药治子宫脱垂**

【配方】山药 120 克。

山　药

【制用法】每晨煮服。

【功效主治】用治子宫脱垂。

 乌梅汤治子宫脱垂

【配方】乌梅 30 克。

【制用法】水、酒各半煎服。

【功效主治】用治子宫脱垂。

 升麻黄芪汤治子宫脱垂

【配方】升麻 12 克，黄芪 15 克。

【制用法】水煎服。

【功效主治】用治子宫脱垂。

 苦参治子宫脱垂

【配方】苦参 30 克。

【制用法】水煎去渣，熏洗患部，每日 3～6 次，1～2 日用药 1 剂。

【功效主治】用治子宫脱垂。

 核桃皮治子宫脱垂

【配方】生核桃皮 50 克。

【制用法】上药加水煎成 2000 毫升，早、晚用药液温洗患部各 1 次，每次 20 分钟，7 日为 1 个疗程。若Ⅱ度、Ⅲ度子宫脱垂者，可配服补中益气汤水煎内服，并加土炒生核桃皮 6 克研细冲服，每日 2 次。

【功效主治】用治子宫脱垂。

子宫颈炎

子宫颈炎是指妇女子宫颈发生的炎症性病变，可分为急、慢性两种。急性子宫颈炎较为少见，但不及时治疗，就可能转变成慢性子宫颈炎。主要症状是患者子宫颈部红肿、疼痛、宫颈糜烂、宫颈肥大、子宫颈息肉、宫颈腺体囊肿、子宫颈管炎等。

 猪胆汁白矾治子宫颈炎

【配方】鲜猪胆汁1个，白矾9克。

【制用法】将白矾放入猪胆汁内，阴干或烘干，研末，过箩极细，备用。一般轻者上药5次即愈，重者上药10次。

【功效主治】清热解毒防腐。用治慢性宫颈炎。

 苦荬汤治子宫颈炎

【配方】细叶苦荬菜、广西黄柏树皮、阔叶十大功劳茎、灵香草各适量。

【制用法】水煎，趁热熏患处，待温坐盆，每日1剂。

【功效主治】用治宫颈炎。

 仙人掌治宫颈炎

【配方】仙人掌肉质茎块连同果实鲜品80克，瘦猪肉70～90克。

【制用法】上2味药加烹调佐料入钵中，隔水炖服；另以仙人掌鲜品全草每次100克，捣碎，加食盐少许煎液，先熏后洗。10日为1个疗程。经期停用。

【功效主治】用治宫颈炎。

 蛇床子治宫颈炎

【配方】蛇床子、黄柏、苦参、贯众各15克。

【制用法】水煎，每天冲洗阴道，7日为1个疗程。

【功效主治】用治宫颈炎。

方五 冬瓜治宫颈炎

【配方】冬瓜 120 克。

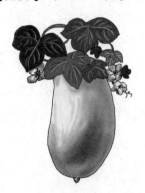

冬 瓜

【制用法】焙黄，研面。每次 15 克，用冬瓜汤送服。

【功效主治】用治宫颈炎。

方六 白扁豆治宫颈炎

【配方】白扁豆 250 克。

【制用法】炒后研末。每日 2 次，每次 16 克，米汤送服。

【功效主治】用治宫颈炎。

方七 冬瓜籽治宫颈炎

【配方】冬瓜子 90 克。

【制用法】捣烂加等量冰糖和水煎，早、晚各服 1 次。

【功效主治】用治宫颈炎。

方八 鸡蛋艾叶治宫颈炎

【配方】鸡蛋 2 个，艾叶 15 克。

【制用法】艾叶煎汤，去渣，放鸡蛋同煮。

【功效主治】用治宫颈炎。

方九 鸡蛋治宫颈炎

【配方】鸡蛋 1 个。

【制用法】取蛋白敷患处，须连续敷 7～8 次。

【功效主治】用治宫颈炎。

方十 生黄芪治慢性宫颈炎

【配方】生黄芪、煅龙骨、煅牡蛎、凤尾草、红藤各 30 克，制黄精、金樱子、黄实、乌贼骨各 15 克，炮姜炭 3 克。

【制用法】水煎，分早、晚服，每日 1 剂，7 剂为 1 个疗程。在冷冻术后第 1 日开始服药。

【功效主治】用治慢性宫颈炎。

白带增多症

白带是指妇女在青春期、月经前期或妊娠期，从阴道中排泄出的少量无臭异气味的白色或淡黄色分泌物。如果妇女在经前期或妊娠期、青春期带下量多，颜色深黄或淡黄，或混有血液，质黏稠如脓或清稀如水，气味腥臭，称为白带增多症，是妇女生殖器官炎症或肿瘤疾病的先导。

 白毛藤治白带增多

【配方】白毛藤 15 克。

【制用法】水煎服。

【功效主治】用治白带增多。

 黄荆子治白带增多

【配方】黄荆子 35 克。

【制用法】炒焦为末，空腹酒服 6 克。

【功效主治】用治白带增多。

 荞麦蛋清汤治白带过多

【配方】荞麦米 50 克，鸡蛋清 2 个。

【制用法】荞麦米炒焦，注入

清水 200 毫升，烧开后，打入鸡蛋清 2 个，煮熟。趁热服，每日服 2 次。

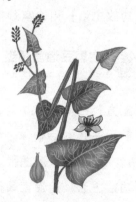

荞 麦

【功效主治】用治妇女带下、白带黄浊。

 冬瓜仁败酱草治湿热带下

【配方】冬瓜仁（捣）30 克，

麦冬 15 克，败酱草 30 克。

【制用法】水 800 毫升，煎取 300 毫升，温服每日 1 剂，以 7 日为 1 个疗程。

【功效主治】清利湿热，止带。用治妇女湿热带下。

 葵茎白瓤治白带增多

【配方】葵茎白瓤 1 把，白鸡冠花 10 克，白扁豆 15 克，白茯苓 15 克，白山药 12 克，红枣 10 枚，赤小豆 30 克，党参 9 克，土

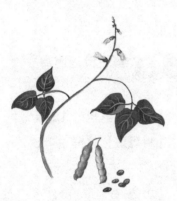

赤小豆

白术 12 克，薏苡仁 12 克，海螵蛸 12 克，蒸苍术 9 克。

【制用法】水煎服。每日 1 剂。

【功效主治】健脾益气，除湿止带。用治白带增多。

 荆芥地肤子治白带增多

【配方】荆芥（后下）25 克，防风 15 克，蒲公英 30 克，黄柏 30 克，枯矾（冲服）15 克，百部 20 克，地肤子 30 克。

【制用法】煎水作外阴熏洗，待药液温和时坐盆约 30 分钟，每日 2 次。

【功效主治】祛风，清湿热，止痒。用治带下量多、外阴瘙痒。

土茯苓治白黄带下

【配方】土茯苓 15 克，山药 15 克，芡实 15 克，薏苡仁 15 克，莲须 10 克，稆豆衣 10 克，樗白衣 10 克。

【制用法】水煎服。每日 1 剂。

【功效主治】健脾化湿，清热止带。用治白、黄带下。

阴道炎

　　阴道炎是较常见的一种妇科疾病，由阴道环境酸碱度改变或局部黏膜变薄、破损、抗病力减低，被滴虫、真菌或细菌入侵引起。临床主要表现为外阴瘙痒、性交痛、白带增多呈白色乳酪状，如合并有尿道口感染时，可有尿频尿痛。常见以下 3 种：①滴虫性阴道炎。②真菌性阴道炎。③老年性阴道炎。滴虫性阴道炎白带多为黄色稀薄的泡沫状，有臭味。真菌性阴道炎的白带典型为灰白色稠厚的豆渣样。

 芦荟治滴虫性阴道炎

　　【配方】芦荟 6 克，蛇床子、黄柏各 15 克。

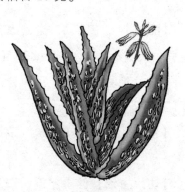

芦荟

　　【制用法】以上 3 味煎水。用时先用棉花洗净阴部，后用线扎棉球蘸药水塞入阴道内，患者仰卧，连用 3 晚，每晚 1 次。

　　【功效主治】消炎，杀菌，杀虫。用治滴虫性阴道炎。

 鲜桃叶治阴痒

　　【配方】鲜桃叶 120 克。
　　【制用法】将鲜桃叶洗净，煎汤，冲洗阴道。
　　【功效主治】用治滴虫性阴道炎。

 萝卜汁治滴虫性阴道炎

　　【配方】白萝卜汁、醋各适量。
　　【制用法】用醋冲洗阴道，再用白萝卜汁擦洗及填塞阴道。一般 10 次为 1 个疗程。

【功效主治】清热解毒，杀虫。用治滴虫性阴道炎。

 鸦胆子治滴虫性阴道炎

【配方】鸦胆子20个（去皮）。

【制用法】将鸦胆子用水1杯半，煎至半茶杯，将药汁倒入消毒碗内。用消过毒的大注射器将药注入阴道，每次注20～40毫升。轻者1次，重者2～3次。

【功效主治】杀虫祛湿。用治滴虫性阴道炎。

 桃仁治滴虫性阴道炎

【配方】桃仁适量。

【制用法】将桃仁捣碎为膏状，纱布包，塞入阴道。每日1换，连续数次。

【功效主治】用治滴虫性阴道炎。

 蛇床黄柏散治阴道炎

【配方】蛇床子、黄柏、苦参各等份。

【制用法】共研为细粉，过100目筛，灌装胶囊每粒0.5克。早、晚各1粒，塞入阴道。

【功效主治】用治阴道炎、滴虫病及附件炎、子宫内膜炎。

 龙胆治各种阴道炎

【配方】龙胆草、黄连、黄柏各15克，苦参30克。

【制用法】将龙胆草、黄连、黄柏、苦参烘干研粉，装入空心胶囊，每丸0.5克，每晚1粒，塞入阴道深处，7日为1个疗程。

【功效主治】用治各种阴道炎、慢性宫颈炎。

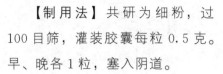 矾蛇汤治阴道炎

【配方】白矾9克，蛇床子30克，鹤虱、黄柏各9克。

【制用法】煎汤熏洗，早、晚各1次。

【功效主治】用治阴道炎。

盆腔炎

盆腔炎是指女性盆腔器官组织发生的炎症性病变，一般以子宫内膜炎和输卵管炎为多见，又分为急性和慢性两种。临床研究表明，下腹部持续性疼痛和白带增多为其主要症状。在盆腔炎急性发作期常伴有发热、头痛、怕冷等症状，而慢性盆腔炎在发病期间常伴有腰酸、经期腹痛、经量过多等症状，若不及时治疗，可因输卵管闭锁而造成继发性不孕。

 忍冬藤蜀红藤治盆腔炎

【配方】忍冬藤 30 克，蜀红藤 30 克，大黄 9 克，大青叶 9 克，紫草根（后下）9 克，牡丹皮 9 克，赤芍 9 克，川楝子 9 克，制延胡索 9 克，生甘草 3 克。

【制用法】水煎服。每日 1 剂。

【功效主治】清热解毒利湿，凉血活血化瘀。用治盆腔炎。

 蚤休地丁草治盆腔炎

【配方】七叶一枝花 15 克，紫花地丁 15 克，虎杖 15 克，当归 10 克，川芎 5 克，川楝子 10 克，延胡索 10 克。

【制用法】水煎服。每日 1 剂。

【功效主治】疏肝理气，活血化瘀，清热利湿。用治盆腔炎。

方三 银花连翘治急性盆腔炎

【配方】金银花 24 克，连翘 24 克，丹参 24 克，蒲公英 15 克，土茯苓 15 克，赤芍 10 克，黄芩 10 克，牡丹皮 10 克，车前子（包煎）10 克，败酱草 30 克，当归 12 克，甘草 3 克。

【制用法】水煎服。每日 1 剂。

【功效主治】清热解毒，化瘀利湿。用治急性盆腔炎湿热瘀结型，症见发热，恶寒，小腹胀痛拒按，带下量多、色黄、质稠、呈脓样有臭气，舌质红，苔稍黄或白腻，脉弦滑而数。

珍珠菜蒲公英治盆腔炎

【配方】珍珠菜、穿心莲、蒲公英、忍冬藤、白花蛇舌草、紫花地丁、大青叶、鱼腥草（后下）各15～50克。

【制用法】任选上药2～3种，水煎服。每日1剂。

【功效主治】用治盆腔炎。

蛇牛汤治盆腔炎

【配方】白花蛇舌草50克，入地金牛10克，穿破石15克。

【制用法】水煎服。每日1剂，服药至盆腔炎症消失即可停。

【功效主治】用治盆腔炎。

注：对盆腔脏器的炎性肿块并伴有感染病灶者，疗效也较显著。

地枇汤治盆腔炎

【配方】米口袋20克，地龙10克，土枇杷25克。

【制用法】用鲜品或干品，水煎服。每日煎1剂，服3次。

【功效主治】用治盆腔炎或尿道炎。

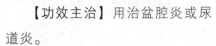

苋柏汤治盆腔炎

【配方】獭猫30克，苋柏50克，杭白芍35克。

【制用法】水煎服。每日1剂，日服3次，对酒饮。

【功效主治】清热解毒，活血化瘀止痛。用治盆腔炎。

毛茛鲜草治盆腔炎

【配方】毛茛鲜草适量。

【制用法】捣烂外敷，每日1次。局部起泡即取去，外涂甲紫，勿用针刺破。

【功效主治】用治盆腔炎。

大青盐治盆腔炎

【配方】炒大青盐500克或醋拌坎离砂500克。

【制用法】布包敷于下腹部。

【功效主治】用治盆腔炎。

宫颈糜烂

宫颈糜烂是指宫颈外口处的宫颈阴道部分，因分娩、流产或手术损伤宫颈后，细菌侵入引发感染所致的一种妇科常见疾病。临床主要表现为局部表面的鳞状上皮因炎症而丧失，很快被颈管的柱状上皮所覆盖，使这部分组织呈细微颗粒状的红色区，是宫颈炎最常见的病变，且常伴有白带增多，有时为淡黄色脓性白带，腰痛，盆腔下部坠痛，每次月经前、排便及性交时加重等特性。根据病变糜烂的深浅程度，可分为单纯型、乳突型、颗烂型 3 种。根据糜烂面的大小，一般又可分三度：轻度，指糜烂面小于整个宫颈面的 1/3；中度，指糜烂面占整个宫颈面积的 1/3～1/2；重度，指糜烂面占整个宫颈面积的 2/3 以上。

 五倍子治宫颈糜烂

【配方】五倍子 60 克。

【制用法】将五倍子研极细粉末，加水适量，放器皿中炖热搅成糊状，涂患处。

【功效主治】用治宫颈糜烂。

 紫草香油治宫颈糜烂

【配方】紫草、香油各适量。

【制用法】将紫草放入香油

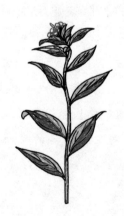

紫草

中，浸渍 7 日；或将香油煮沸，将草泡入沸油中，成玫瑰色即可。每日 1 次，涂于子宫颈，外用带线棉球塞于阴道内，第2日取出。

【功效主治】用治宫颈糜烂。

 鸡蛋清治宫颈糜烂

【配方】鸡蛋1个。

【制用法】将鸡蛋用消毒水洗净，打破，取蛋清。阴道用高锰酸钾冲洗后，将带线纱布棉球蘸上鸡蛋清后填入子宫颈口，过5小时后取出，每日换1～2次。

【功效主治】清热解毒消肿。用治宫颈糜烂。

 博落回治宫颈糜烂

【配方】博落回、苦参各3克，大黄、黄柏、贯众、苍术各15克，生甘草、白芷各10克。

【制用法】水煎服。每日1剂，冲洗阴道2次。

【功效主治】用治宫颈糜烂。

 狼毒车前汤治宫颈糜烂

【配方】狼毒200克，茯苓50克，生甘草50克，车前子（包煎）100克。

【制用法】上药煎取500毫升，经纱布滤液冲洗阴道。每日1次。

【功效主治】用治宫颈糜烂、阴道炎。

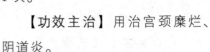 **益母川芎汤治宫颈糜烂**

【配方】益母草60克，车前子（包煎）30克，熟地黄15克，当归、川芎、白芍、赤芍、甘草各10克。

【制用法】加水煎沸15分钟，过滤取液；渣再加水煎20分钟，滤过去渣，两次滤液对匀，分早、晚2次服，每日1剂。

【功效主治】用治宫颈糜烂。

 冰片麝香治宫颈糜烂

【配方】冰片、麝香各1克，雄黄5克，儿茶、乳香、没药各10克，白矾500克。

【制用法】上药共研细末，过筛，分包，每包2克备用。使用时备好直径约4厘米的扁圆形消毒棉球，将1包药粉撒于棉球中央，用手指推入宫颈内部。

【功效主治】用治宫颈糜烂。

产后恶露

产后恶露不绝是指产妇分娩后恶露持续 20 日以上仍淋漓不断，称为"恶露不绝"。本病症主要是由冲任失调、气血运行失常所致。它有虚、实之分，虚即恶露色淡、质稀、无臭味、小腹软而喜按；实即恶露紫黑黯，有块或有臭味，小腹胀而拒按。

 仙鹤草治产后恶露

【配方】仙鹤草 30 克，鸡蛋 10 个，红糖 30 克。

【制用法】将仙鹤草（可用党参 30 克，黄芪 60 克代替）先熬水，去渣，再用滤液、红糖与鸡蛋同煮，以蛋熟为度，每日吃蛋 2～3 个，吃完可再制。

【功效主治】用治产后之气虚所致恶露不尽。

 人参治产后恶露

【配方】人参 10 克，净乌骨鸡 1 只，精盐少许。

【制用法】将人参浸软切片，装入鸡腹，放入沙锅内，加盐、隔水炖至鸡烂熟，食肉饮汤，日

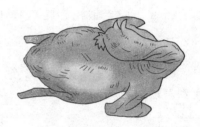

乌骨鸡

2～3 次。

【功效主治】用治产后气虚之恶露不尽。

 藕汁治产后恶露

【配方】藕汁 100 克，白糖 20 克。

【制用法】藕汁冷藏备用，将白糖对入藕汁中，冷饮之。

【功效主治】用治血热所致产后恶露不尽。

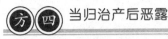 当归治产后恶露

【配方】当归 24 克，炙甘草 1.5 克，草桃仁 11 粒，川芎 9 克，炮姜 1.5 克。

【制用法】水煎服。

【功效主治】用治产后恶露不尽，小腹疼痛。

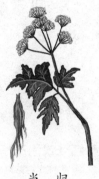

当　归

 益母草治产后日久恶露

【配方】益母草 18 克，当归 6 克，杭白芍 9 克。

【制用法】水煎服。

【功效主治】用治产后日久，恶露不尽。

方六 血竭治产后日久恶露

【配方】血竭、归尾、红花、桃仁各等份。

【制用法】研末，每服 3 克，

淡酒送下。

【功效主治】用治产后日久，恶露不尽。

 生藕治产后恶露不下

【配方】生藕 500 克。

【制用法】捣汁炖温服。

【功效主治】用治产后恶露不下。

 蒲黄治产后恶露

【配方】生蒲黄、益母草、当归、五灵脂各等份。

【制用法】研为细末，蜜丸 9 克重，每服 1 丸，重者 2 丸，每日 3 次，白水送服。

【功效主治】用治产后恶露不尽，小腹疼痛。

 山楂治产后恶露不下

【配方】糖水炒山楂 12 克，醋炒大黄 6 克，生蒲黄（包煎）、五灵脂（包煎）各 9 克。

【制用法】水煎，加陈酒 1 杯和服。

【功效主治】用治产后恶露不下，腹中有块。

缺　乳

　　缺乳又称为"乳汁不行"、"乳汁不下"，是指妇女分娩 3 天以后即哺乳期间，乳汁分泌过少或全无乳汁的疾患。常因气血虚弱或气滞血瘀引起，主要表现为乳汁稀薄而少、乳房柔软而不胀痛、面色少华、心悸气短等。药浴治疗本病，有通乳活血之功。正如张子和在《儒门事亲》一书所说："古法，用木梳梳乳，与热水洗涤乳房，均有活络通乳的作用。"

 姜醋猪蹄治产妇缺乳

　　【配方】猪前蹄 2 只（洗净砍块），生姜 50 克（拍裂），醋 800毫升，盐适量。

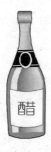

醋

　　【制用法】同放于沙锅中，大火烧开后，去浮沫，小火炖至酥烂，下精盐，调匀。分 1～2 次趁热食肉喝汤。

　　【功效主治】用治产妇失血过多、气血两虚、产后缺乳。

 红糖饮治产妇缺乳

　　【配方】干豌豆 50 克，红糖适量。

　　【制用法】将豌豆加水 400 毫升，大火烧开，小火炖至酥烂；下红糖，至糖溶。分 1～2 次食豆喝汤。

　　【功效主治】用治产妇缺乳。

 黄酒炖虾治产后缺乳

　　【配方】干虾米（大海米）150 克，猪蹄汤、黄酒各适量。

　　【制用法】用黄酒将虾米炖烂，

然后对入已熬好的猪蹄汤服食。

【功效主治】益气增乳。用治产妇乳少。

方四 猪蹄汤治疗产后缺乳

【配方】黑芝麻 250 克，猪蹄汤适量。

【制用法】将黑芝麻炒后研成细末，每次取 15～20 克用已熬好的猪蹄汤冲服。

【功效主治】补血生乳。用治产后缺乳。

方五 啤酒治产后缺乳

【配方】啤酒适量。

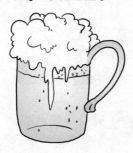

啤 酒

【制用法】哺乳期妇女每日饮啤酒 200 毫升。

【功效主治】促进乳汁分泌。用治缺乳。

方六 花生米治产后缺乳

【配方】猪蹄 1 只，花生米 50克，香菇 15 克，调料少许。

【制用法】煮熟后食用。每日1 剂。

【功效主治】补血通乳。用治产后缺乳。

方七 黑芝麻治产后缺乳

【配方】黑芝麻 50 克，盐末少许。

【制用法】锅热以文火将黑芝麻、盐共炒，至芝麻呈溢香味即成。日分 2 次食用，连食数日。

【功效主治】养血通乳。用治妇女产后缺乳。

方八 荞麦花汤治产后缺乳

【配方】荞麦花 50 克，鸡蛋1 个。

【制用法】将荞麦花煎煮成浓汁，打入鸡蛋再煮。吃蛋饮汤，每日 1 次。

【功效主治】养血通乳。用治妇女产后缺乳。

回 乳

回乳也叫"断乳"，是指妇女分娩后，婴儿不需要哺乳奶汁时，采取针灸、药物等方法阻断乳汁分泌的一种方法。一般多见于产后妇女，在回乳过程中可伴有回乳胀痛症状。

 豆豉炒饭治断奶后乳胀

【配方】豆豉 60 克，食油、熟米饭适量。

【制用法】锅内放入油，待热，先炒豆豉后下米饭。炒后食用。

【功效主治】下气，解郁。用治断奶后乳房胀痛，服后奶水即回。

 花椒红糖水回乳断奶

【配方】花椒 20 克，红糖 80 克。

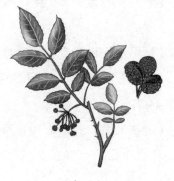

花 椒

【制用法】花椒加水 400 毫升，浸泡 4 小时后煎至 250 毫升，捞去花椒不用，加入红糖。于断奶当天 1 次服下，可连服 3 日。

【功效主治】用于断奶。

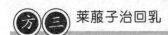 **莱菔子治回乳**

【配方】炒莱菔子 30 克。

【制用法】上药打碎，水煎，分 2 次温服。若效果不明显时，可服第 2 剂。

【功效主治】用治回乳。

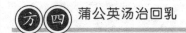 **蒲公英汤治回乳**

【配方】番泻叶 3 克，蒲公英 30 克。

【制用法】开水浸泡 10 分钟，1 日内分 2 次服下。

【功效主治】用治妇女泌乳过多或因其他原因不能哺乳，需要回乳。

 神曲汤治回乳

【配方】蒲公英、神曲、麦芽各 60 克。

【制用法】水煎服。

【功效主治】用治回乳。

 麦芽汤治回乳

【配方】生麦芽 60 克。

【制用法】水煎服。

【功效主治】用治妇女哺乳期断乳或乳汁郁积所致的乳房胀痛。

 蒲公英治回乳

【配方】蒲公英 15 克。

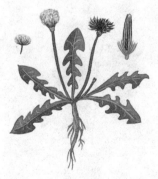

蒲公英

【制用法】水煎 2 次，共得药液 300 毫升，每日 1 剂，分 2～3 次服。

【功效主治】用治回乳。

 陈皮甘草汤治回乳

【配方】陈皮 30 克，甘草 15 克。

【制用法】水煎服，每日 1 剂。

【功效主治】用治回乳。

 红花当归汤治回乳

【配方】红花、当归、赤芍、怀牛膝各 15 克，炒麦芽、生麦芽各 60 克。

【制用法】水煎服。

【功效主治】用治产后不欲哺乳者。

 豆芽汤治断奶后乳房胀满

【配方】生麦芽 30 克，炒麦芽 30 克，生谷芽 30 克。

【制用法】水煎服。

【功效主治】用治妇女断奶后乳房胀满。

产后诸症

　　产后诸症是孕妇产子后出现的一系列综合性疾病，包括胞衣不下、产后血晕、产后血不下、产后虚弱、产后无乳、乳汁自出、产后阴脱、产后风湿痛、冒虚汗等症，常因气血亏虚、气虚血脱、表虚不固等所致，如不及时调护将诱发其他疾患。

 炮附子治胞衣不下

　　【配方】炮附子25克，牡丹50克，干漆0.5克。

　　【制用法】碎之，炒尽烟，为末，以酽醋1升，大黄末50克，熬成膏，和药丸如梧桐子大。温酒吞5～7丸，不拘时。

　　【功效主治】用治血入胎衣，衣为血胀不得下。

 锦纹大黄治产后恶血冲心

　　【配方】锦纹大黄50克，酽醋0.5升。

　　【制用法】大黄研为细末同煎如膏，和丸如梧桐子大，患者用醋3.5毫升，化5～7丸服之，须臾血下即愈。

　　【功效主治】用治产后恶血冲心，胎衣不下，腹中血块。

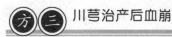 **川芎治产后血崩**

　　【配方】川芎、当归、芍药各等份。

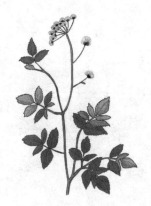

川芎

　　【制用法】上药每服20克，以水1.5盅，煎至7分，去渣，无时热服。

【功效主治】用治产后血崩、眩晕、不知人事。

 牛膝汤治胞衣不下

【配方】牛膝、瞿麦各 200 克，当归 150 克，通草 300 克，滑石（先煎）40 克，冬葵子 250 克。

【制用法】以水 9 升，煮至 3 升，分 3 服。若衣不下，腹满，即有生命危险。

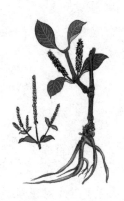

牛　膝

【功效主治】用治胞衣不出，脐腹坚胀，急痛即有生命危险。

避　孕

　　避孕是一种通过人为手段，在保证身体健康和生育功能不受损害的原则下，使妇女暂不受孕的方法。临床上除通过器械（如避孕膜、套）和手术（如结扎、安环）等避孕外，药物避孕最为常见。由于西医中的避孕药片对患乳房或生殖系统癌症的妇女、发育中的女性、哺乳中的母亲、肝脏不好的女性和血栓栓塞症的妇女来说都不宜服用，且高血压、糖尿病、癫痫、偏头痛、严重气喘和有烟瘾的妇女，在服用避孕药后，会增加中风的几率，因此中药避孕更为理想。

 黑木耳红糖膏避孕

　　【配方】黑木耳 500 克，红糖、黄酒各适量。

　　【制用法】将黑木耳煮至极烂，加红糖再煮浓缩成膏，空腹时加黄酒冲服，每日 2 次，于产后 3～7 日内服完。

　　【功效主治】避孕。

 紫茄花避孕

　　【配方】紫茄花 14 朵（含苞未放的），黄酒适量。

　　【制用法】将紫茄花置新瓦上焙干，研成细末。于产后或月经来潮之后用黄酒送服，每日 1 次，连服 7 日。

　　【功效主治】避孕。

 油菜子配中药避孕

　　【配方】油菜子 20 克，生地黄 15 克，白芍 15 克，当归 15 克，川芎 5 克。

　　【制用法】水煎。于月经净后，每日服 1 剂，连服 3 日，可避孕 1 个月。如制成丸剂，连服 3 个月，可长期避孕。

　　【功效主治】避孕。

民间偏方养生治病一本通

带柄柿蒂避孕

【配方】带柄柿蒂 4～7 枚，黄酒 30 毫升。

【制用法】将柿蒂在瓦片上焙干存性，压成粉。在月经干净后 2 日内用黄酒送服，服 1 次可避孕 1 年。

【功效主治】避孕。

 零陵青避孕

【配方】零陵青 30 克。

【制用法】将上药研为细末，待月经过后，每日空腹 6 克，白酒冲服，5 日服完。服本方 1 剂后，可避孕 1 年，如需再避孕，1 年后可再服。

【功效主治】用于妇女避孕。

 棕树根避孕

【配方】棕树根 90 克，茄子花 60 克，苋兰花草根 90 克，藕节根 60 克，猪小肠 2000 克。

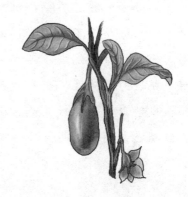

茄　子

【制用法】以上几味药洗净和猪小肠煎煮取汁，每日服 3 次，每次 100 毫升，4 日为 1 个疗程。

【功效主治】用于妇女避孕。

不孕症

　　育龄夫妇同居2年以上，因女方原因而不能生育的，称为女性不孕。不孕分为原发不孕和继发不孕。有正常性生活、配偶生殖功能正常，未避孕而不受孕者，为原发性不孕；如果曾一度怀孕，但此后却未能受孕为继发性不孕。女性不孕的原因有生殖道堵塞、生殖道炎症、卵巢功能不全和免疫因素等。此外，严重的生殖系统发育不全或畸形、全身性疾病、营养缺乏、内分泌紊乱、肥胖病、神经系统功能失调等，也会影响卵巢功能和子宫内环境而导致不孕。

 当归治不孕

【配方】当归60克，枸杞子30克，鹿角胶30克，川芎20克，白芍60克，党参30克，杜仲30克，巴戟30克，淫羊藿30克，桑寄生30克，菟丝子30克，胎盘60克，鸡血藤膏120克。

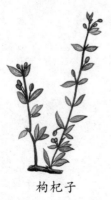

枸杞子

【制用法】共研细末，炼蜜为丸。每日早、中、晚各服9克。

【功效主治】用治妇女不孕。

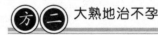 **大熟地治不孕**

【配方】大熟地黄10克，全当归10克，白芍15克，桑葚子15克，桑寄生15克，女贞子15克，淫羊藿10克，阳起石10克，蛇床子3克。

【制用法】水煎，分2次服，隔日1剂。月经期间，或遇感冒、腹泻等症时，暂停服。

【功效主治】滋补肝肾，温补冲任。用治女子不孕。

方三 当归白芍治不孕

【配方】当归 15 克，白芍 25 克，怀牛膝 20 克，王不留行 20 克，通草 15 克，栝楼 15 克，枳壳 15 克，川楝子 15 克，青皮 10 克，皂角刺 5 克，甘草 5 克。

【制用法】水煎服，隔日服 1 剂，以经期服药为主，早、晚各服 1 次，黄酒送服。

【功效主治】疏肝理气，通络调经。用治女性不孕。

方四 桃仁治输卵管不通

【配方】桃仁 10 克，当归 10 克，赤芍 10 克，三棱 12 克，莪术 12 克，昆布 12 克，路路通 18 克，地龙 18 克，川芎 6 克。

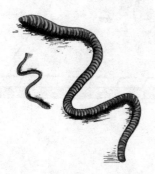

地 龙

【制用法】水煎服。每日 1 剂。

【功效主治】活血化瘀，通经活络。用治输卵管不通。

方五 当归制香附治不孕

【配方】当归 15 克，制香附 15 克，菟丝子 15 克，益母草 30

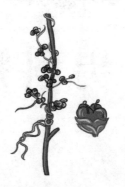

菟丝子

克，牡丹参 30 克，葛根 30 克，牡丹皮 12 克，红花 10 克，川牛膝 10 克，沉香（分吞）10 克，炒杜仲 24 克，川续断 24 克。

【制用法】水煎服。每日 1 剂。

【功效主治】疏肝解郁，通经活血，调理冲任。用治女性不孕。

方六 乌梅治不孕

【配方】乌梅、党参各 30 克，远志、五味子各 9 克。

【制用法】水煎服。每日 1 剂。

【功效主治】用治女子不孕。

男科疾病偏方

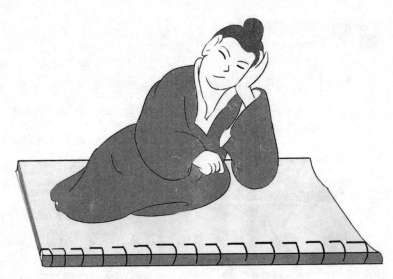

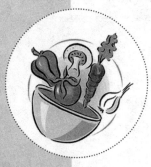

本章看点 ▼

- 阳 痿　　- 遗 精　- 早 泄
- 性欲低下　- 附睾炎

阳　痿

　　阳痿是指在性交时阴茎不能勃起或举而不坚，不能进行性交而言的一种性功能障碍病发现象。正常情况下，性兴奋刺激从高级中枢神经传导到勃起中枢，勃起神经（盆神经）传导到阴茎海绵体神经丛引起海绵体充血、勃起。发生阳痿的原因是多方面的，多数是因为神经系统功能失常而引起，往往有头昏眼花、头痛脑涨、腰酸背痛、四肢无力、失眠、出冷汗等症状；另外一些肿瘤、损伤、炎症等也可引起神经功能紊乱而导致性功能衰退；有的则可能由于内分泌系统的疾病、生殖器本身发育不全或有损伤或疾病而引起。

 海狗肾人参散治阳痿

　　【配方】海狗肾 2 具，人参、黄芪、玉竹、白术、白茯苓各 9 克，陈皮 6 克，沉香 3 克。

　　【制用法】上药共研细末。每次服 6～12 克，每日 2 次，温开水或白酒送服。

　　【功效主治】用治气虚、体弱、阳痿。

 鲜淫羊藿治阳痿

　　【配方】鲜淫羊藿 200 克。

　　【制用法】将药物剪碎烧干，水煎服，开水泡亦可。每日 3 次。

　　【功效主治】壮阳。用治阳痿。

 鹿鞭酒治阳痿

　　【配方】鹿鞭 1 条，鹿茸 30 克，蛤蚧 1 对，白酒 1000 毫升。

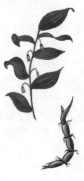

玉　竹

【制用法】将前 3 味药泡酒 7 日后，早、晚各饮 30 克。

【功效主治】壮阳。用治阳痿。

 牛尾当归汤治阳痿

【配方】牛尾巴 1 条，当归 50 克。

【制用法】水煎分服。连服 2 剂。

【功效主治】用治阳痿。

 阳起石治阳痿

【配方】阳起石 15 克，白酒 1500 毫升。

【制用法】将阳起石研末，浸酒 1 日。每日 3 次，每次 50 克或 2 酒杯饮服。

【功效主治】用治阳痿。

 海马治阳痿

【配方】海马适量，黄酒 1 盅。

【制用法】将海马炮炙研末。每次 1～3 克，每日 3 次，黄酒冲服。

【功效主治】补肾壮阳，舒筋活络。用治肾虚阳痿、腰腿痛。

 海狗肾治阳痿

【配方】海狗肾 3 具，肉苁蓉、山茱萸各 50 克，巴戟肉 40 克，白酒适量。

【制用法】将上述前 4 味药切细，置白酒中浸泡 2～3 日，以全部成分浸出为度，再加酒至 1000 毫升。每次服 5～10 毫升，每日 3 次。

【功效主治】补肾壮阳。用治肾阳不足、性欲减退、阳事不举。

 肝胆丸治阳痿

【配方】雄鸡肝 4 个，鲤鱼胆 4 个，菟丝子粉（中药）30 克，麻雀蛋 1 个。

【制用法】将鸡肝、鲤鱼胆风干，百日后研细，加菟丝子粉、麻雀蛋清（蛋黄不用）拌匀，做成黄豆大药丸烘干或晒干。每日 3 次，每次 1 粒，温开水送服。

【功效主治】补肾壮阳。专治阳痿。

遗　精

　　遗精是指在非性交活动时精液自行射出的一种疾病，一般一周数次或一夜几次者为病理状态。其中有梦而遗者，称为梦遗；无梦而遗，甚至清醒时精自出者，称为自泄滑精，常伴有头晕、耳鸣、精神委靡、腰酸腿软、疲乏无力等症状。该病为男性性功能障碍最常见疾病，主要是皮层中枢、脊髓中枢功能紊乱以及因生殖系统疾病而反应为遗精，如重症性神经衰弱、包皮垢炎、包皮龟头炎、后尿道炎、前列腺炎、精囊炎、精阜炎等均可引起此病。另外，某些慢性病、体质过于虚弱等，也可引起遗精。中医学上遗精属精关不固，或君相火旺，湿热下注、扰动精室而引起。无论梦遗或自泄，皆起因于肾水虚衰。此病有新旧轻重之分，新病体实者多梦遗，较轻；久病体虚者多滑精，较重。

 沙果治遗精

　　【配方】沙果 500 克，蜂蜜 180 毫升。

　　【制用法】将沙果切成厚片，加水 800 毫升，烧开后，小火煮至沙果酥时，加入蜂蜜 180 毫升，继续煮至成胶状，取出放凉。每日嚼食 2～3 次，每次 2～3 片。

　　【功效主治】生津止渴，涩精止泻。用治遗精。

 蒸白果鸡蛋治遗精

　　【配方】生白果仁（即银杏仁）2 枚，鸡蛋 1 个。

　　【制用法】将生白果仁研碎，把鸡蛋打 1 个小孔，将碎白果仁塞入，用纸糊封，然后上笼蒸熟。每日早、晚各吃 1 个鸡蛋，可连续食用至愈。

　　【功效主治】滋阴补肾。用治遗精、遗尿。

人参山药粉治遗精

【配方】人参 30 克，山药 30 克，龙骨 100 克，茯苓 50 克，朱砂 5 克。

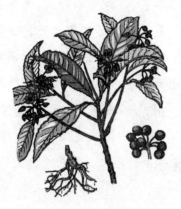

朱　砂

【制用法】上药共研末。每服 5 克，日服 2 次。

【功效主治】用治少食畏寒而梦遗者。

方四　五倍子茯苓丸治遗精

【配方】五倍子 120 克，茯苓 30 克，龙骨 15 克。

【制用法】将以上药物共研成末，面糊为丸，丸大小如绿豆。开水送服，每次服 40 粒，日服 3 次。

【功效主治】用治肾虚性遗精。

方五　蛤蜊散治遗精

【配方】蛤蜊 300 克，五味子 100 克，山茱萸 50 克。

【制用法】先煅蛤蜊，然后将其他药共研细末。每次服 10 克，每日 2 次，空腹温酒送服。

【功效主治】清热利湿，滋阴止遗。用治遗精。

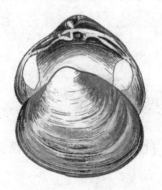

蛤　蜊

方六　韭菜子治遗精

【配方】韭菜子 10 克，黄酒适量。

【制用法】水煎服。黄酒送服，日服 2 次。

【功效主治】用治无梦遗精。

早　泄

　　早泄是指男子在性交时阴茎尚未接触阴道就自行射精或一经接触就立即射精的现象（一般青壮年男性在性交2~6分钟射精）。本病多由精神过度紧张或严重神经衰弱所引起，手淫也是其诱因之一。除适当服用镇静药外，需解除顾虑、正确对待性生活、戒绝手淫、增强体力锻炼和体育疗法等。中医学认为，兼见面色苍白、精神委靡、腰酸腿软、舌淡、脉沉弱者，多由命门火衰、肾气不固所致，治宜温肾、益精、固涩等法；兼见面红升火、咽干口燥、腰脊酸楚、舌红少津、脉弦细而数者，多由肾虚火旺所致，治宜滋肾、降火、固精等法。

 鸡骨黑豆治早泄

　　【配方】鸡骨100克，黑豆30克，五味子6克。

　　【制用法】水煎服，每日1~2次。

　　【功效主治】用治早泄。

 泥鳅山楂治早泄

　　【配方】泥鳅2条，山楂30克，盐适量。

　　【制用法】水煎，喝汤吃泥鳅，每日1~2次。

　　【功效主治】用治早泄。

方三 猪脊髓五味子治早泄

　　【配方】猪脊髓、五味子各15克。

　　【制用法】水煎服，每日2次。

　　【功效主治】用治早泄。

方四 大米莲子治早泄

　　【配方】大米500克，莲子50克，芡实50克。

　　【制用法】大米洗净，莲子温水泡发，去心、皮，芡实用温水泡发同入铝锅内，搅匀，加适量水，如焖米饭样焖熟，食时将饭搅开。

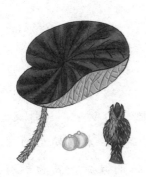

芡 实

【功效主治】用治早泄。

黄芪乳鸽治早泄

【配方】黄芪、枸杞子各 30 克，乳鸽 1 只，葱、姜、盐各适量。

【制用法】乳鸽去毛和内脏入葱、姜、盐等调料炖熟。饮汤食肉，每 3 日炖 1 次，3～5 次为 1 个疗程。

【功效主治】用治临房心悸不宁、性交即泄，伴气短乏力、自汗、纳呆便溏、面色萎黄、舌质淡、脉虚弱。

方六 五倍子治早泄

【配方】五倍子 15 克。

【制用法】煎汤外洗阴茎，每日 2 次。

【功效主治】用治早泄。

方七 茯苓治早泄

【配方】茯苓、泽泻各 15 克，猪苓 12 克，桂枝、细辛各 6 克。

【制用法】水煎服。每日 1 剂。

【功效主治】用治早泄。

方八 石莲子生地治早泄

【配方】石莲子、远志、知母、黄柏、桑螵蛸、牡丹皮、川楝子、五味子各 12 克，生地黄 20 克，泽泻、茯苓各 15 克，山茱萸、山药各 10 克。

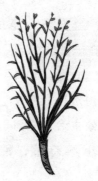

远 志

【制用法】上诸味药水煎服。每日 1 剂，30 日为 1 个疗程。若心火旺者，加龙胆草 12 克；肾阳虚甚者，加菟丝子、补骨脂、韭菜子各 12 克；伴阳痿者，加锁阳 15 克，阳起石 20 克，淫羊藿 10 克。

【功效主治】用治早泄。

性欲低下

性欲低下是指在性刺激下，没有进行性交的欲望，对性交意念冷淡，而且阴茎也难以勃起的一种性功能障碍。本病发生的原因，西医认为和大脑皮质功能紊乱、内分泌系统的疾病、药物等有关；而中医学则认为，与人体脾肾阳虚、命门火衰有很大关系。

 肉苁蓉治女子性欲低下

【配方】菟丝子、肉苁蓉、女贞子各 20 克，枸杞子、覆盆子、山萸肉、金樱子、鹿角霜各 15 克，车前子、韭菜子、桑螵蛸、蛇床子各 10 克，五味子 6 克。

【制用法】水煎服，每日 1 剂。

【功效主治】适用于女子小腹寒冷或小腹冷痛，性欲低下、冷淡。

方二 **补骨脂治性欲低下**

【配方】补骨脂 240 克（盐水炒），云茯苓 120 克，韭子 60 克。

【制用法】将上药浸入陈醋内，醋高过药面 1 指，加热煮沸，取渣令干为末，再做成丸如桐子大，每服 20 丸，早、晚各 1 次。

【功效主治】温补肾阳、固精涩遗。用治性欲减退、遗精、阳痿。

 黄芪枸杞治男子性欲低下

【配方】黄芪、淮山、巴戟天、党参、枸杞子、肉苁蓉各 15 克，菟丝子、煅牡蛎、阳起石各 20 克，熟附片、锁阳、山萸肉各 10 克。

【制用法】水煎服，每日 1 剂。

【功效主治】适用于男子性欲低下、冷淡。

方四 **韭菜子治性欲低下**

【配方】韭菜子、女贞子、菟丝子、枸杞子、五味子、覆盆子、巴戟天、淫羊藿、蛇床子、鹿角霜各适量。

【制用法】水煎服。每日1剂。

【功效主治】温肾壮阳。用治性欲低下、厌倦房事。

 牛鞭治性欲低下

【配方】牛鞭1根，韭菜子25克，淫羊藿、菟丝子各15克，蜂蜜适量。

【制用法】将上药焙干为末，蜜为丸，黄酒冲服。

【功效主治】补火助阳。用治性欲低下、阳痿。

 蛇床子治性欲低下

【配方】蛇床子末90克，菟丝子（取汁）150毫升。

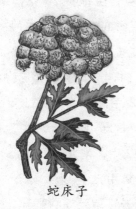

蛇床子

【制用法】将2味药相合，外涂于阴茎上，每日五遍。

【功效主治】温肾壮阳。用治肾阳不足、性欲低下、阳痿。

方 七 阳起石治性欲低下

【配方】阳起石、蛇床子、香附子、韭子各30克，土狗（去翘足煅过）7个，大枫子3克（去壳），麝香、硫黄各3克，蜂蜜适量。

【制用法】将药研末，炼蜜为丸，指顶大，以油纸盖护贴脐上，用绢袋子缚住。

【功效主治】补火助阳。用治肾阳虚衰、命火不足的性欲低下、阳痿。

方 八 麻雀治性欲低下

【配方】麻雀50只，蛇床子150克，蜂蜜适量。

【制用法】先将麻雀杀死去毛及内脏，煮烂去骨，然后与蛇床子煎熬成膏，炼蜜为丸，每丸9克，每日2次，每次服1～2丸，温开水送服或酒送服。

【功效主治】补肾助阳益气。用治因肾阳虚衰、性欲减退之阳痿。

附睾炎

附睾炎是常见的男性生殖系统疾病之一。有急性和慢性之分。急性附睾炎多继发于尿道、前列腺或精囊感染；慢性附睾炎常由急性期治疗不彻底而引起。本病中医属子痈范围，临床表现多为突然发病，阴囊内疼痛、坠胀，并伴有发热、恶寒等全身感染症状，疼痛可放射至腹股沟、下腹部及会阴部。

 桑螵蛸散治附睾炎

【配方】桑螵蛸30克，大黄、白芷、蟾酥、陈醋各适量。

【制用法】以上4味研末，用醋调为糊状，外敷。

【功效主治】用治附睾炎。

 红花黄芩散治附睾炎

【配方】红花5克，姜黄5克，川楝子5克，朱砂3克，巴豆6克，黄芩5克，蜂蜜适量。

【制用法】将以上6味研成细末，过筛，用蜂蜜调成糊状，外敷。每日1次。

【功效主治】消炎止痛。用治附睾炎。

 清睾汤治急性附睾炎

【配方】龙胆草15克，车前子30克，生地黄20克，柴胡12克，萆薢60克，大黄（后下）9克，橘核12克，枳实12克，荔枝核（打）15克，五灵脂（包煎）12克，海藻30克，昆布20克，川楝子15克，桃仁12克，广香12克，地龙15克。

【制用法】以上诸药，用水800毫升煎取汁500毫升，分3次饭后频服。

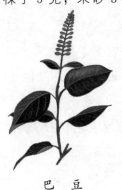

巴 豆

【功效主治】清热泻火，利尿除湿，软坚散结，行气止痛。用治急性睾丸炎、急性附睾炎，症见起病急骤，初期仅感阴囊胀痛不适，不久出现肿胀和剧烈疼痛，有的伴有恶寒发热、身软乏力、口渴、小便短赤等，并有小便刺痛、少腹痛、会阴不适症状；肿大的阴囊质地坚硬，有明显触痛。

 芦荟菖蒲散治附睾炎

【配方】芦荟 30 克，白相思豆 20 克，胡椒 10 克，丁香 30 克，白豆蔻 30 克，石菖蒲 35 克，姜汁适量。

【制用法】将上 6 味药研粉后，加姜汁拌匀，用棉花蘸药涂搽患部。每日早、晚各 1 次。

【功效主治】疏肝散寒，祛湿消肿。用治附睾炎。

 白茅根汤治附睾炎

【配方】白茅根 100 克，青苔 30 克，酸浆草 50 克，苦菜根 30 克，鸡蛋 1 个。

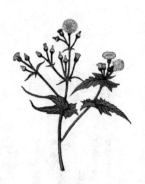

苦菜根

【制用法】煎汤，浸洗患部。

【功效主治】清热祛湿。用治附睾炎。

 蝉蜕汤治睾丸炎

【配方】蝉蜕 10 克，冰片 1 克。

【制用法】将蝉蜕加水 300 毫升，文火煎 10 分钟，下火后趁热将冰片捻碎加入药液中，随即熏洗患处。注意水温适宜，以免烫伤。

【功效主治】用治睾丸炎或附睾炎、鞘膜积液肿胀等。

第九章 DIJIUZHANG

儿科疾病偏方

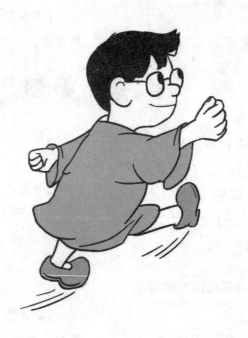

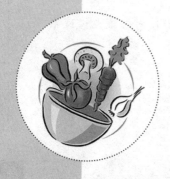

本章看点 ▽

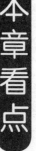

● 小儿厌食　　　● 小儿惊厥　　　● 咳　嗽

● 小儿感冒发热　● 痢　疾　　　　● 小儿夜哭

● 小儿腹泻　　　● 遗　尿　　　　● 鹅口疮

● 小儿流涎症　　● 佝偻病　　　　● 儿童多动症

● 新生儿黄疸　　● 消化不良

小儿厌食

小儿厌食一般是指1～6岁的儿童长期见食不思、胃口不开、食欲不振，甚则拒食的一种病症。该病主要是由于饮食喂养不当，损伤肠胃功能而引起的。厌食患儿一般精神状态均较正常，若病程过长，就会出现面黄倦怠、形体消瘦等症状，但与疳症的脾气急躁、精神委靡等一系列症候有所区别。

 山楂陈皮治小儿厌食

【配方】山楂6克，陈皮5克，白术4克。

【制用法】将上述3味共研细粉，米汤调糊，敷于脐窝，盖上纱布，外用胶布固定。每日换药1～2次，3～5日为1个疗程。

【功效主治】用治小儿厌食。

白术茯苓治小儿脾虚厌食

【配方】白术6克，茯苓6克，党参6克，陈皮6克。

【制用法】水煎服。

【功效主治】健脾和胃。用治脾虚型厌食。症状表现为面色苍黄、形体消瘦、不思饮食、好卧懒动、疲倦少语、大便稀不成形、舌质淡、苔少、脉象细弱无力。

韭菜籽治小儿厌食

【配方】韭菜籽9克，面粉适量。

【制用法】将韭菜籽研末，调入面粉和匀，制成饼，蒸熟，每日分3次服用，连服3～5日。

【功效主治】用治兼见自汗、面白等症的小儿食欲不振。

番茄汁治小儿厌食

【配方】西红柿数个。

【制用法】洗净，用开水泡过去皮，去籽，用干净纱布挤汁，每次服用 50～100 毫升，每日 2～3 次，汁中不要放糖。

【功效主治】健脾开胃。用治小儿厌食。

木香治小儿厌食

【配方】木香 15 克，砂仁 15 克，六曲 60 克，炒麦芽 60 克，焦山楂 60 克，炒槟榔 40 克，炒莱菔子 40 克，炒青皮 30 克，胡黄连 20 克，黄芪 90 克，蜂蜜适量。

【制用法】共研为细面，炼蜜为丸，每丸重 4 克，每服 1 丸，每日 2 次，奶、水各半送服；如服药面亦可，每次服 2 克，日 2 次。

【功效主治】用治小儿厌食，症见见食则烦、体弱发稀。

党参治小儿厌食

【配方】党参 3～6 克，白术 3～6 克，茯苓 6～10 克，陈皮 3～6 克，苍术 3～6 克，山楂 6～10 克，鸡内金 3～6 克，枳壳 3～6 克，甘草 2～3 克。

【制用法】药物用清水浸泡 30 分钟，再煎煮 15～20 分钟，上药可研细末，6 克空腹服，每

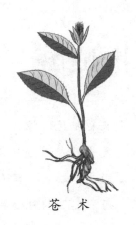

苍 术

日服 2 次。

【功效主治】健脾开胃。用治小儿厌食。

大黄治小儿厌食

【配方】大黄 3 克，槟榔 6 克，陈皮 6 克，砂仁（后下）5 克，焦山楂 10 克，建曲 10 克，炒麦芽 10 克，甘草 3 克。

【制用法】水煎服。每日 1 剂。

【功效主治】理气醒脾，消食开胃。用治小儿厌食。

山药治小儿厌食

【配方】山药 200 克，神曲 150 克，茯苓 100 克，丁香 20 克。

【制用法】共研为细末，每次冲服 15 克，每日 3 次。

【功效主治】用治小儿厌食。

小儿惊厥

惊厥又称抽风、惊风，是小儿时期较常见的紧急症状，各年龄小儿均可发生，尤以 6 岁以下儿童多见，特别多见于婴幼儿，多由高热、脑膜炎、脑炎、癫痫、中毒等所致。惊厥反复发作或持续时间过长，可引起脑缺氧性损害、脑水肿，甚至引起呼吸衰竭而死亡。本病初发的表现是意识突然丧失，同时有全身的或局限于某一肢体的抽动，还多伴有双眼上翻、凝视或斜视，也可伴有吐白沫和大小便失禁。新生儿期可表现为轻微的全身性或局限性抽搐，如凝视、面肌抽搐、呼吸不规则等。中医学认为惊厥是惊风发作时的症候。

 白颈蚯蚓治小儿急性惊风

【配方】白颈蚯蚓 6 条（去泥杂洗净），生石膏 30 克。

【制用法】水煎浓汁。分数次灌服。

【功效主治】用治小儿急性惊风。

 桃白皮治小儿急性惊风

【配方】桃树二层白皮 120 克，大葱 200 克，灯心草 1 团。

【制用法】共捣烂。敷两手心、两脚心处。

【功效主治】用治小儿急性惊风。

 梨汁牛黄治小儿急性惊风

【配方】牛黄少许，梨汁适量。

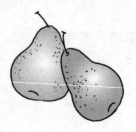

梨

【制用法】将 2 物搅匀内服。

【功效主治】用治小儿急性惊风。

独头蒜治小儿脐风

【配方】独头蒜适量。

【制用法】切片。安脐上，以艾灸之，口中感觉有蒜味止。

【功效主治】用治小儿脐风。

 山羊角汤治小儿惊风

【配方】山羊角 60 克。

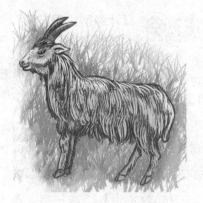

山 羊

【制用法】水煎，依年龄酌量内服。

【功效主治】用治小儿惊风。

 金银花治小儿惊风

【配方】金银花 9 克，猪胆 1.5 克，甘草 3 克。

【制用法】水煎服。

【功效主治】用治小儿惊风。

 钩藤叶汤治小儿惊风

【配方】钩藤叶 9 克。

【制用法】水煎服。

【功效主治】用治小儿惊风。

 万金散丸治小儿急性惊风

【配方】蜈蚣 1 条（去头足，炙研为末），丹砂、轻粉各等份。

【制用法】共研匀，乳汁调为丸，如小绿豆大。每岁 1 丸，乳汁送下。

【功效主治】用治小儿急性惊风。

 一枝黄花治小儿急性惊风

【配方】一枝黄花 30 克，生姜 1 片。

【制用法】共捣烂取汁。开水冲服。

【功效主治】用治小儿急性惊风。

小儿咳嗽

咳嗽是小儿肺部疾患中的一种常见症候。有声无痰为咳，有痰无声为嗽，有声有痰则称咳嗽。一年四季均可发病，但以冬、春为多，外界气候冷热的变化常能直接影响肺脏，加之小儿体质虚弱，很容易患病。

 蜜糖露治小儿咳嗽

【配方】鲜藕汁 250 克，蜂蜜 50 毫升。

【制用法】鲜藕汁加蜂蜜调匀。分 5 次服，连用数日。

【功效主治】清热润燥，凉血，止咳祛痰。用治小儿肺热咳嗽、咽干咽痛、血热鼻出血。

 梨粥清热降火治肺热咳嗽

【配方】鸭梨 3 个，大米 50 克。

【制用法】将鸭梨洗净，加水适量煎煮半小时，捞去梨渣不用，再加入米熬粥。趁热食用。

【功效主治】润肺清心，消痰降火。用治小儿肺热咳嗽。

 蒜汁蜂蜜止咳祛痰

【配方】大蒜 20 克，蜂蜜 15 克。

【制用法】将大蒜去皮捣烂，用开水 1 杯浸泡，晾冷后再隔水蒸 20 分钟；取汁调蜂蜜饮。

【功效主治】止咳祛痰。用治小儿久咳不愈。

方四 杏仁饮治小儿咳嗽

【配方】金银花 10 克，杏仁（后下）10 克，鹅不食草 6 克。

【制用法】水煎服。

【功效主治】解表宣肺止咳。用治支气管炎初起，发热不重、咳嗽有痰、鼻塞流涕、舌苔薄黄等症的咳嗽。

方五　石膏汤治小儿咳嗽

【配方】生石膏（先煎）30克，鱼腥草（后下）15克，杏仁（后下）10克。

【制用法】水煎服。

【功效主治】清热宣肺化痰。用治肺胃热盛型咳嗽。症状表现：发热较重，连续不退，咳嗽痰多，呼吸急促气喘，舌质红，苔黄，脉滑数。

 方六　杏仁治小儿咳嗽

【配方】杏仁（后下）10克，紫苏梗、前胡各15克，半夏10克，生姜3片。

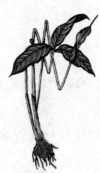

半夏

【制用法】水煎，每日分3次服用。

【功效主治】用治小儿咳嗽。

方七　百部治小儿咳嗽

【配方】百部、白前、紫菀、杏仁（后下）、乌梅、枇杷叶（包煎）各15克，青黛5克。

【制用法】水煎煮，分次服用。

【功效主治】用治久咳而见小儿消瘦。

方八　川贝母治小儿咳嗽

【配方】川贝母10克，鹿茸血末10克，冰糖50克，雪梨1枚。

【制用法】将梨去皮切片，川贝母、鹿茸血末面撒布中间，文火炖熟后，入冰糖待溶化，每天分3次将汁饮下，并食梨片。

【功效主治】清肺宁嗽化痰，用治小儿咳嗽。

 方九　桑叶治小儿咳嗽

【配方】桑叶、菊花、杏仁、白糖各适量。

【制用法】水煎，加白糖服用。

【功效主治】用治小儿咳嗽。

小儿感冒发热

儿童对外界环境适应力差，当受到外邪袭扰时，就会发热。小儿发热时面红唇红，或者五心热，或者小便少，或者烦躁不安。根据病因，小儿热分为表、里、虚、实、壮、昼、夜、潮、惊、积、余、烦、骨蒸、五脏以及表里俱热或半表半里热等各种不同表现，情况复杂。感冒发热是由外部风邪袭侵导致，可伴有呕吐、惊风等风寒、风热症状。小儿感冒后头痛、鼻塞、流涕、咳嗽等症状就会出现，还会出现高热不退。高热不退还可能导致腮腺炎、风疹、肺炎、哮喘，甚至转移为肝炎等其他病毒性疾病。

 瓜皮白茅根退烧

【配方】西瓜皮 100 克，白茅根 30 克。

【制用法】水煎服，每日 2～3 次。

【功效主治】清热凉血。用治小儿发热。

 芥末面外涂治小儿感冒

【配方】芥末面（即普通食用之芥末面）不拘量。

【制用法】用开水冲调，摊在布上，贴于喉部、胸上部及背部，用棉花盖好，20 分钟后取去，以棉花 1 层盖上皮肤，再用热毛巾拧干盖在棉花上。轻症 1 次，重者 2 次。

【功效主治】用治小儿感冒、发热。

 麻黄治风寒感冒

【配方】麻黄、紫苏叶、葱白、白芷、姜汁各等量。

【制用法】麻黄、紫苏叶、白芷研粉，葱白捣如泥，姜汁调敷脐。

【功效主治】疏风解表，发散风寒。用治风寒感冒。

生姜大葱白治小儿感冒

【配方】生姜、大葱白、芫荽各 10 克，鸡蛋 2 个（煮熟后去黄）。

【制用法】上药混匀蒸熟，干净纱布包裹后熨擦全身，取微汗为度。

【功效主治】用治风寒感冒。

 葱头治婴儿感冒

【配方】葱头 7 个，姜 1 片，淡豆豉 7 粒。

【制用法】上药共捣烂，蒸热，摊在敷料上，待温度适宜时贴于婴儿囟门上，再用热水袋加温片刻。

【功效主治】用治婴儿感冒发热，贴药后便可出汗退热。

 青蒿治小儿感冒

【配方】青蒿（后下）6～9 克，白薇 9～12 克，连翘 6～9 克，淡竹叶 8～12 克，滑石（包煎）9～12 克，麦芽 15～20 克，钩藤（后下）6～9 克，蝉蜕 3～

6 克。

【制用法】用水 450 毫升，煎至 150 毫升，分 3 次温服。

【功效主治】清热解表，利水消食。用治小儿感冒发热。

 葱白豆豉汤治小儿感冒

【配方】淡豆豉 9 克，葱白 5 个。

【制用法】将以上两味水煎后，趁热服下。

【功效主治】发散风热，解表和胃。用治小儿夏日感冒。

 生石膏治外感发热

【配方】生石膏（先煎）18 克，薄荷（后下）4 克，鲜芦根 20 克，地骨皮 9 克，金银花 15 克，连翘 9 克，白薇 9 克，板蓝根 9 克。

【制用法】上药除薄荷外，加水浸泡，浓煎 10 分钟，下入薄荷，再煮 5 分钟，去渣取清汁备用。每日 1 剂，每剂分 2～3 次服。

【功效主治】用治外感发热。

小儿痢疾

痢疾是一种由痢疾杆菌引起的肠道传染病。痢疾杆菌可随食物通过污染的手、玩具、餐具等进入胃肠道，引起小儿痢疾。多见于2～7岁平素营养好、体格健壮的儿童，好发于夏秋季。表现为突起高热、面色苍白、四肢冰凉、嗜睡、精神委靡或惊厥等。小儿痢疾的特点是起病急骤、感染中毒症状严重、病情恶化快、病死率高。

 绿豆胡椒治小儿痢疾

【配方】绿豆3粒，胡椒3粒，大枣2枚。

【制用法】先将大枣洗净，去核，与绿豆、胡椒共捣烂。敷于肚脐上。

【功效主治】清热解毒，祛寒湿。用治小儿红、白痢疾。

 苦瓜汁治小儿红、白痢

【配方】鲜小苦瓜5条。

【制用法】将瓜洗净榨汁，过滤。每日服1～2次。

【功效主治】清热解毒祛湿。用治小儿红、白痢疾。

方 三 冰糖葵子汤治小儿血痢

【配方】冰糖20克，葵花子50克。

【制用法】将葵花子用开水冲烫后，煮1小时，加冰糖。服汤，每日2～3次，可连续服用。

【功效主治】清热利湿。用治小儿血痢之腹痛下坠、恶心。

方 四 泻痢通治膏治泻痢

【配方】木鳖仁30克，穿山甲15克。

【制用法】麻油熬，黄丹收，贴肚脐上。

【功效主治】用治泻痢。

方五 麻油生姜治痢疾

【配方】麻油300毫升，生姜240克，胡椒30克，巴豆肉15克，黄丹24克。

【制用法】熬膏摊布上，贴脐上。

【功效主治】用治痢疾。

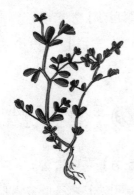 **方六 马齿苋治小儿痢疾**

【配方】马齿苋300克。

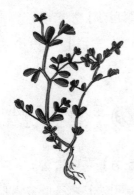

马齿苋

【制用法】水煎服，日1剂。可酌加白糖矫味。

【功效主治】用治小儿痢疾。

 方七 花椒汤治小儿痢疾

【配方】花椒1撮。

【制用法】水煎服。

【功效主治】用治小儿痢疾。

 方八 高粱根汤治小儿痢疾

【配方】高粱根1个，红糖120克。

【制用法】水煎服。

【功效主治】用治小儿痢疾。

 方九 黄连阿胶治小儿痢疾

【配方】黄连去须150克，阿胶75克，炒茯苓去皮100克。

【制用法】上各为末，水熬阿胶膏，炼丸如绿豆大，每服20～30丸，空腹温水送下。

【功效主治】用治冷热不调、下痢赤白、里急后重、脐腹疼痛、口燥烦渴、小便不利。

方十 满天星治小儿细菌性痢疾

【配方】满天星适量。

【制用法】洗净晒干，研为细末。每日3次，每次1.5克，用糖开水冲服。

【功效主治】用治小儿细菌性痢疾。

小儿夜哭

夜哭是指婴儿白日嬉笑如常而能入睡，入夜则啼哭不安，或每夜定时啼哭，甚至通宵达旦，少则数日，多则经月，故又称夜啼。其原因有多种，如腹部受寒、过食炙烤之物、暴受惊恐、体质较弱及父母体质素虚等；有的因营养过多、运动不足；有的因怕黑；而处在兴奋状态的小孩，常常也会夜啼；尤其是有神经质或腺病质的小孩，更有夜哭不停的情形。

 蝉蜕治小儿夜哭

【配方】蝉蜕（下半截）不拘量，荷叶适量。

【制用法】将蝉蜕研成细面，每服少许，荷叶煎汤调服。

【功效主治】用治小儿夜哭。

 桃树嫩枝治小儿夜啼

【配方】桃树嫩枝7支。

【制用法】水煎服。

【功效主治】用治小儿夜啼。

 川军汤治小儿夜啼

【配方】大黄、甘草各1.5克。

【制用法】水煎服。

【功效主治】用治小儿夜啼不止。

 茶叶敷肚脐治小儿夜啼

【配方】茶叶适量。

【制用法】将茶叶放入口内咬碎，涂于小儿肚脐部，用白布包好（或胶布粘住）10分钟即止，一般需涂至3日。

【功效主治】用治小儿夜啼。

 丁香治小儿夜哭

【配方】丁香、肉桂、吴茱萸各等量。

【制用法】上药共为细末；取适量药末置于普通膏药。贴于脐部，每晚1次，次晨去掉。

【功效主治】用治小儿脾脏虚寒型夜哭。

 灯心草治小儿夜哭

【配方】灯心草5克。

【制用法】烧灰，涂于母亲的乳房上，让孩子吃。

【功效主治】用治小儿夜哭，孩子吃后便能安静下来。

注：适用于吃母乳的婴儿。

 葛根粉治小儿夜哭

【配方】葛根粉7～8克，蜂蜜适量。

【制用法】放入热开水里，使其溶解，再加入蜂蜜，趁热服用。

【功效主治】用治小儿夜哭。

 黄连乳汁治小儿夜哭

【配方】黄连3克，乳汁100毫升，食糖15克。

【制用法】将黄连水煎取汁30毫升，对入乳汁中调入食糖。

【功效主治】用治小儿心经有热，夜啼不安。

 淡竹叶治小儿夜哭

【配方】淡竹叶30克，北粳米50克，冰糖适量。

【制用法】将淡竹叶加水煎汤，去渣后入粳米、冰糖，煮粥。早、晚各1次，稍温顿服。

【功效主治】用治心火炽盛之夜啼。

 葛根蜂蜜治小儿夜哭

【配方】葛根5克，蜂蜜适量。

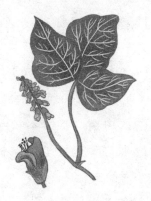

葛　根

【制用法】葛根研粉，开水冲泡，加入蜂蜜饮服。

【功效主治】用治小儿夜啼，有助于小儿安睡。

小儿腹泻

婴幼儿腹泻是一种胃肠功能紊乱综合征。根据病因不同可分为感染性和非感染性两大类。2岁以下婴儿，消化功能尚不成熟，抵抗疾病的能力差，尤其容易发生腹泻。夏秋季节是病菌多发期，多种细菌、病毒、真菌或原虫可随食物或通过污染的手、玩具、用品等进入消化道，很容易引起肠道感染性腹泻。表现为每日排便5~10次不等，大便稀薄，呈黄色或黄绿色稀水样，似蛋花汤；或夹杂未消化食物；或含少量黏液，有酸臭味，偶有呕吐或溢乳、食欲减退；患儿体温正常或偶有低热；重者血压下降，心音低钝，可发生休克或昏迷。

 胡椒粉饼治小儿腹泻

【配方】胡椒粉1克，熟米饭15克。

【制用法】将刚蒸熟的大米饭在手中拍成小薄圆饼，把胡椒粉撒在饼的中央。待饼不烫手时，将其正对肚脐贴上，以绷带固定，4~8小时除去。

【功效主治】用治婴幼儿单纯性消化不良之腹泻。

 嫩高粱霉治小儿腹泻

【配方】嫩高粱霉4~5个。

【制用法】在高粱吐穗时，剪取其刚生长出来的嫩乌霉（未黑者）。用水洗净吃。

【功效主治】固胃涩肠。用治小儿腹泻。

 绿豆粉蛋清治上吐下泻

【配方】绿豆粉9克，鸡蛋清1个。

【制用法】共调和为饼。呕者贴于囟门，腹泻者贴于足心。

【功效主治】清热解毒，消暑利水。用治夏天小儿上吐下泻不止。

沙果治小儿腹泻

【配方】鲜沙果 60 克。

【制用法】洗净绞汁。每日服 3 次，每次 5 毫升。

【功效主治】用治小儿腹泻。

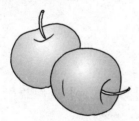 **苹果泥治小儿腹泻**

【配方】苹果 1 个。

【制用法】切成薄片，放于大瓷碗中，盖好，隔水蒸熟，捣成泥，喂幼儿服食。

苹　果

【功效主治】由于苹果的纤维较细，对肠道刺激小，含有果胶鞣酸，所以具有吸附和收敛作用。用治幼儿单纯性良性腹泻、口渴。

 红糖胡萝卜汁治婴儿腹泻

【配方】胡萝卜 100 克，红糖少许。

【制用法】将胡萝卜煮熟后，捣碎挤汁，加水 1 酒杯，再加少许红糖，按日常奶量喂，1～2 小勺即可。

【功效主治】用治婴儿腹泻。

 粳米大米治腹泻

【配方】粳米、大米各 50 克。

【制用法】煮成粉絮状，将上面浮漂米粒喂患儿。

【功效主治】用治小儿腹泻。

 胡萝卜汤治小儿腹泻

【配方】鲜胡萝卜 250 克。

【制用法】洗净，连皮切成块状，放入锅内，加水适量和食盐 3 克，煮烂，去渣取汁，每日分 2～3 次服完。

【功效主治】用治小儿腹泻。

 人参治小儿腹泻

【配方】人参 10 克，焦白术 30 克。

【制用法】共研为细面，1～3 岁小儿次服 0.6 克；4～6 岁次服 1.5 克，每日 3 次。

【功效主治】用治小儿腹泻。

小儿遗尿

遗尿，俗称尿床，是一种夜间无意识的排尿现象。小儿在 3 岁以内由于脑功能发育未全，对排尿的自控能力较差；学龄儿童也常因紧张、疲劳等因素，偶尔遗尿，均不属病态。超过 3 岁，特别是 5 岁以上的儿童经常尿床，轻者数夜 1 次，重者 1 夜数次，就可能是疾病状态的遗尿，父母则应引起注意。本病多见于小儿先天性隐性脊柱裂、先天性脑脊膜膨出、脑发育不全、智力低下、癫痫发作、脊髓炎症和泌尿系感染及尿道受蛲虫刺激等。生理性遗尿不需药物治疗；如是疾病引起的遗尿应从治疗原发病着手。

 韭菜籽饼治小儿遗尿

【配方】韭菜籽、白面粉各适量。

【制用法】将韭菜籽研成细粉，和入白面少许，加水揉作饼蒸食。

【功效主治】温肾壮阳。用治小儿肾气不充遗尿。

 饴糖配中药治尿床

【配方】饴糖 2 匙，桂枝 15 克，白芍 10 克，甘草 10 克。

【制用法】先将 3 味中药煎汤，去渣，冲入饴糖。日分 2 次服。

【功效主治】补脾益气。用治小儿体虚遗尿。

 鸡肠饼治小儿遗尿

【配方】公鸡肠 1 具，面粉 250 克，油、盐各少许。

【制用法】将鸡肠剪开，洗净，焙干，用面杖擀碎，与面粉混拌，加水适量和成面团，可稍加油、盐调味，如常法烙成饼。1 次或分次食用。

【功效主治】用治小儿遗尿。

核桃蜂蜜治久咳遗尿

【配方】核桃肉 100 克，蜂蜜 15 毫升。

【制用法】将核桃肉放在锅内干炒发焦，取出晾干。调蜂蜜吃。

【功效主治】补肾温肺，定喘润肠。用治小儿久咳引起的遗尿气喘、面眼微肿。

 柿蒂汤治小儿遗尿症

【配方】柿蒂 12 克。

【制用法】水煎服。

【功效主治】用治小儿习惯性尿床。

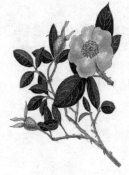 **金樱子膏治小儿遗尿症**

【配方】金樱子（去子）、白糖各适量。

金樱子

【制用法】酌加白糖，熬膏。每服 1 匙，日服 2 次。

【功效主治】用治小儿习惯性尿床。

 玉竹汤治小儿遗尿症

【配方】玉竹 60 克。

【制用法】洗净切片，水煎。饭前服。

【功效主治】用治小儿习惯性尿床。

 阿胶饮治遗尿

【配方】阿胶 60 克，炒牡蛎煅取为粉、鹿茸切酥炙各 120 克。

【制用法】上为锉散。每服 12 克，水 70 毫升，煎 49 毫升，空腹服。或作细末，饮调亦好。

【功效主治】补肾纳气，止遗尿。用治遗尿。

益智散治小儿遗尿症

【配方】益智仁 9 克。

【制用法】醋炒研细末。用红酒分 3 次送服。

【功效主治】用治小儿尿床。

鹅口疮

鹅口疮是指小儿舌上、口腔黏膜上出现状如鹅口的白色点状或片状白屑，因其色白如雪片，故又称雪口。其白屑，状如凝乳，不易拭去，若强揩之，其下面的黏膜则见潮红、粗糙，不久又复生，常伴有哭闹不安、拒乳等症。本病可因先天胎热内蕴，或口腔不洁、感受秽毒之邪而致。

 威灵仙汤治鹅口疮

【配方】威灵仙8克。

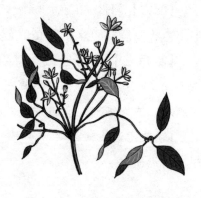

威灵仙

【制用法】水煎服及含嗽，每日3～4次。

【功效主治】用治鹅口疮。

注：如果婴儿不能漱口，可用布蘸药洗涤口腔。

 板蓝根薄荷治鹅口疮

【配方】板蓝根20克，薄荷（后下）5克。

【制用法】煎汁，取一半擦洗患处，每日5～6次，另一半分2～3次内服。

【功效主治】用治鹅口疮。

 黄连银花治鹅口疮

【配方】黄连3克，金银花6克。

【制用法】水煎3次，取液50毫升，加奶100毫升，每日3次，每次20～30毫升。

【功效主治】用治鹅口疮。

方四 红糖治鹅口疮

【配方】红糖适量。

【制用法】以手指蘸糖，轻轻涂搽口腔患处数次。

【功效主治】用治鹅口疮。

方五 黄连薄荷治鹅口疮

【配方】黄连、薄荷（后下）、甘草各1.5克，五倍子4.5克。

【制用法】浓煎取汁50毫升，频涂口腔并服之。

【功效主治】用治鹅口疮。

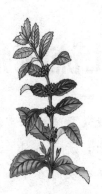

薄 荷

方六 板蓝根治鹅口疮

【配方】板蓝根10克。

【制用法】上药水煎成液。反复涂擦患处，每日5～6次，并可内服。1～5日即可愈。

【功效主治】用治鹅口疮。

小儿流涎症

流涎是指唾液经常流出口外的一种现象，主要表现为涎液过多，经常流出，渍于唇外。有些婴儿出生3～4个月时因为唾液分泌增加，还不会及时吞下，引起流涎，属于正常的生理现象；出牙、口腔炎、舌炎等可以引起流涎；神经系统疾病发生吞咽障碍及某些药物中毒，也可引起流涎，应查明原因进行治疗。

方一 泥鳅治小儿流涎

【配方】泥鳅1条。

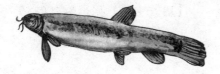

泥　鳅

【制用法】泥鳅去内脏，焙干研末。用黄酒送服，每日2次，共服2日。

【功效主治】用治小儿流涎(流口水)。

方二 天南星醋治小儿流涎

【配方】天南星50克，醋少许。

【制用法】将天南星研末调醋。晚上敷足心，严重的可两足心同时敷，外面用布条包扎，每次敷12小时，连敷3次，即效。

【功效主治】用治小儿流涎。

方三 滑石白糖治小儿流涎

【配方】滑石1份，白糖1份。

【制用法】2味药混合，每服3～5克，开水调服。

【功效主治】用治小儿流涎无休止时，甚则7～8岁不愈者。

方四 金樱子治小儿流涎

【配方】金樱子20克，刺猬

皮 15 克，五倍子 15 克，益智仁 15 克，苍术 20 克，猪尾 1 条。

【制用法】上药研末，每服 6 克，将猪尾巴煎汤送下。

【功效主治】用治小儿多涎症、口水过多。

 白术白茯苓治小儿流涎

【配方】白术、茯苓各 10 克。

【制用法】加水煎沸 15 分钟，滤出药液；再加水煎 20 分钟，去渣，两煎所得药液对匀，分服，每日 1～2 剂。

【功效主治】用治小儿流涎。

方六 白术治小儿流涎

【配方】白术 10 克，白糖适量。

【制用法】研为粗末，加水

煎，去渣，加白糖适量，分次口服，每日 1 剂。

【功效主治】用治小儿流涎。

 白益枣汤治小儿流涎

【配方】白术、益智仁各 15 克，大枣 20 克。

【制用法】水煎。每日 1 剂，分 3 次服。

【功效主治】用治小儿流涎症。

方八 益智仁治小儿流涎

【配方】益智仁、鸡内金各 10 克，白术 6 克。

【制用法】水煎。每日 1 剂，分 3 次服。

【功效主治】用治小儿流涎。

佝偻病

佝偻病俗称软骨病，是指婴幼儿时期由于维生素D不足，钙和磷吸收不良，引起骨骼生长障碍，以致影响其他器官发育的一种慢性营养不良疾病。患该病的小儿，开始主要以精神改变为主，烦躁不安、易激惹、睡眠不安、夜间惊叫、多汗及因头出汗而致头皮发痒，摩擦枕头，使脑后头发脱落而形成"枕秃"。若不及时治疗，将进一步发展为全身肌肉松弛无力，腹部膨隆如蛙状，并可逐渐出现骨骼系统的改变，6个月以内婴儿形成颅骨软化，出现"乒乓头"方颅、前囟过大和闭合过晚、出牙延迟；6～8个月可出现方头、肋外翻、肚子大，严重者可形成鸡胸或漏斗胸、O形或X形腿、驼背，甚至出现脊柱和骨盆变形等，且体质弱、易染其他疾病。

 猪骨菠菜汤治软骨病

【配方】猪脊骨或腿骨、菠菜各适量。

【制用法】将猪骨砸碎，加水熬成浓汤，加入洗净切成小段的菠菜，稍煮即成。饮汤吃菜，最后将骨髓亦吃下。每日2次，可连续饮服。

【功效主治】养血，利骨。用治小儿软骨病。

 鸡蛋皮治小儿佝偻病

【配方】鸡蛋皮。

【制用法】将鸡蛋皮洗净，烤干，研粉过箩极细。1周岁以下每次服0.5克，1～2岁每次1克，每日2次。

【功效主治】制酸补钙。用治钙质缺乏手足搐搦症、佝偻病。

蛤壳双甲丸补钙强骨

【配方】蛤壳、炮穿山甲片、炮鳖甲片各等份，蜂蜜适量。

【制用法】将上述前3味各研极细末，炼蜜为丸，以米汤送服。每服10克（小儿减半），每日2次。

【功效主治】用治小儿佝偻病或因缺钙而痉挛抽搐。

 海蛤壳散治小儿佝偻病

【配方】海蛤壳、甘草各等量。

【制用法】将上2味研粉，混合后备用。每次3～5克，每日2～3次，开水冲服。

【功效主治】健脾壮骨。用治小儿佝偻病。

 竹叶卷心治佝偻病

【配方】竹叶卷心6克，灯心草1克。

【制用法】煎后取液50毫升，加奶100毫升，每次30毫升，每日3次口服。

【功效主治】用治佝偻病患儿夜间啼哭、白天吃奶正常者。

 黄连治佝偻病

【配方】黄连3克。

【制用法】水煎，取30毫升，加奶100毫升，加糖20克，每次100毫升，每日3次口服。

【功效主治】用治佝偻病患儿夜间啼哭、白天吃奶正常者。

 生地麦冬治佝偻病

【配方】生地黄6克，麦冬6克。

【制用法】水煎，取液与粳米煮粥，喂粥，每日2～3次。

【功效主治】用治佝偻病。

生黄芪治佝偻病

【配方】生黄芪9克，党参9克，丁香15克。

【制用法】水煎服。每日1剂。

【功效主治】用治佝偻病。

儿童多动症

儿童多动症，又称脑功能轻微失调或轻微脑功能障碍综合征。表现为智力正常，但因其注意力不集中、上课说话、做小动作等，所以有些人学习成绩可能较差、难与他人相处、易激惹、动作不协调。

本病男孩多于女孩，尤其早产儿多见。多在学龄期发病，其病因有人认为与难产、早产、脑外伤、颅内出血、某些传染病、中毒等有关，也有人认为与环境污染、遗传等有关。中医认为心脾两虚、肝阳上亢、湿热内蕴是其主要病因病理。

 熟地治儿童多动症

【配方】熟地黄、龟板、知母、黄柏、龙齿、远志、石菖蒲、山茱萸、山药、茯苓各适量。

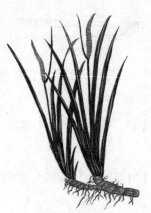

石菖蒲

【制用法】共研细末，炼蜜为丸。每丸重 6 克，每服 1 丸，每日服 2～3 次。

【功效主治】用治小儿多动症。

 康益糖浆治小儿多动症

【配方】远志、石菖蒲、龟板、茯苓、龙骨、益智仁、怀山药、莲子各适量。

【制用法】以上药制成糖浆或胶囊，每次 10～15 毫升或 3 粒，每日服 2～3 次，7 日为 1 个疗程。

【功效主治】用治小儿多动症。

方三 石菖蒲治小儿多动症

【配方】石菖蒲、栀子、半夏、白附子各10克，牛黄清心丸1粒，冲服。

【制用法】煎服法同上，每日1剂。

【功效主治】用治小儿多动症。

方四 酸枣仁治小儿多动症

【配方】酸枣仁30克，郁金、柴胡各10克，甘草5克。

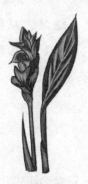

郁　金

【制用法】煎服法同上，每日1剂。

【功效主治】用治小儿多动症。

方五 鹿角粉治小儿多动症

【配方】鹿角粉20克，熟地

黄20克，生龙骨（先煎）30克，炙龟板15克，石菖蒲9克，远志3克，枸杞子9克，益智仁6克，丹参15克，捣砂仁（后下）4.5克。

【制用法】水煎服。

【功效主治】滋阴潜阳，涤痰开窍，活血化瘀。用治精血不足、阴阳失调、动作过多、不协调。

方六 百枣鸡蛋汤治小儿多动症

【配方】百合60克，大枣4枚，鸡蛋2个，白糖适量。

【制用法】将百合、大枣加水400毫升，大火烧开，打入鸡蛋，煮至熟，下白糖，调匀。分2次服。

【功效主治】用治小儿多动症。

方七 咖啡治疗小儿多动症

【配方】咖啡适量。

【制用法】按普通浓度冲好1杯咖啡；适当加糖或奶。给患儿饮用，每日2～3次。

【功效主治】用治小儿多动症。

新生儿黄疸

新生儿黄疸是新生儿期常见的临床症状，分为生理性和病理性两大类。生理性黄疸一般在生后 2～3 日出现，7 日左右消退，婴儿情况一般良好。病理性黄疸则原因较多，在生后 36 小时内出现者，多为母子血型不合的溶血症；生后数日至数周内出现，多为新生儿肝炎综合征、败血症、胆汁淤积综合征或先天性胆道闭锁等疾病。表现为面部及周身皮肤黄染，分泌物也可呈黄色，溶血性黄疸多呈橘黄色，梗阻性黄疸多呈灰黄色或黄绿色，如有感染可伴发热，精神委靡，纳乳减少，可有肝脾肿大，溶血性黄疸还可见面色苍白的贫血貌，呼吸急促。先天性或后天性胆道阻塞，则见大便呈灰泥土样。病理性黄疸的主要并发症为核黄疸，表现为嗜睡、拒乳、呕吐、尖叫，重则双目凝视、两手握拳、肌肉强直、呼吸不规则、抽搐。其死亡率高达 50%～75%，幸存者往往有神经系统后遗症。中医称为脂黄、胎疸。

方一 生麦芽治婴幼儿黄疸

【配方】生麦芽 9 克，茵陈 12～15 克，金钱草 9 克，穿肠草 6 克，通草、黄柏各 3 克。

【制用法】水煎服。随证加减。

【功效主治】用治婴幼儿黄疸。

方二 丹参治新生儿迁延性黄疸

【配方】绵茵陈、丹参各 15 克，车前子（包煎）6 克，甘草 3 克。

【制用法】每日 1 剂，水煎至 80～100 毫升，分 3～5 次口服。

【功效主治】用治新生儿迁延性黄疸。

茵郁治新生儿梗阻性黄疸

【配方】茵陈 10～20 克，郁金、枳实、茯苓、威灵仙各 6～10 克，糖适量。

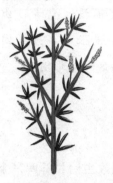

茵　陈

【制用法】水煎浓缩为 80～100 毫升，加糖适量，每日 1 剂，不拘时间服，少量多饮。

【功效主治】用治新生儿梗阻性黄疸。

茵陈红枣汤治新生儿黄疸

【配方】茵陈 6 克，大枣 5 枚。

【制用法】水煎，随时服用，每日 1 剂，连服 1 周左右，直至黄疸消退。

【功效主治】用治新生儿黄疸。

糯稻根治新生儿黄疸

【配方】稻草根 1 把。

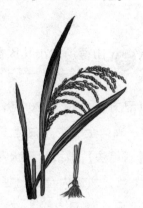

稻　草

【制用法】洗净，水煎，每次服 1～2 匙，随时服用，每日 1 剂，连服数日至痊愈。

【功效主治】用治新生儿黄疸。

第九章　儿科疾病偏方

223

消化不良

消化不良主要是指食物进入体内不能完全消化而无法吸收的一种病症。轻者可没有痛苦，仅仅表现为腹部不适；重者可出现大便次数增多、便下稀水呈蛋花样、食欲减退、腹胀等，并且因食物未完全消化、吸收，身体长期得不到充足的营养而体形消瘦。

 山楂汤治小儿厌食症

【配方】山楂片 20 克，大枣 10 枚，鸡内金 2 个，白糖少许。

【制用法】山楂片及大枣烤焦呈黑黄色，加鸡内金、白糖煮水。频频温服，每日 2～3 次，连服 2 日。

【功效主治】健脾止泻，消食化滞。用治小儿不思饮食、腹胀、手足心热、头发干枯、大便干燥或稀溏。

 山楂山药饼治小儿脾虚

【配方】山楂（去核）、山药、白糖各适量。

【制用法】将山楂、山药洗净蒸熟，冷后加白糖搅匀，压成薄饼。

【功效主治】健脾消食，和中止泻。用治小儿脾虚久泻、食而腹胀、不思饮食、消化不良。

 白术治小儿消化不良

【配方】白术 30 克，干姜 10 克，大枣 250 克，鸡内金 30 克。

【制用法】将鸡内金和白术焙干熟研末，干姜研成末并和枣肉捣如泥，和匀上药末作小饼，在炭火上炙干服用。

【功效主治】用治小儿消化不良。

 红枣治小儿消化不良

【配方】大枣 10 枚（洗净、

晾干、炒焦），鲜橘皮 10 克，干橘皮 3 克。

【制用法】 开水泡 10 分钟，代茶饮。

【功效主治】 用治小儿消化不良。

方五　山药糕增强食欲

【配方】 山药 500 克，豆馅150 克，金糕 150 克，面粉 60 克，白糖 150 克，香精、青丝、红丝各少许。

【制用法】 将山药洗净蒸烂，去皮，晾凉，然后捣成泥，加入面粉搓成面团；把面粉团擀开铺平，抹匀豆馅，再摆匀金糕，撒上白糖和青丝、红丝，切成条状入笼蒸熟。食之。

【功效主治】 补脾胃，助消化。尤适于幼儿服食。

方六　胡萝卜治小儿消化不良

【配方】 鲜胡萝卜 250 克，盐3 克。

【制用法】 洗净，切成块，加水，加盐，煎烂去渣取汁，1 日服完，随时饮用。

【功效主治】 用治小儿消化不良。

方七　鸡蛋治小儿消化不良

【配方】 鸡蛋 1 个。

【制用法】 煮熟，去皮去蛋白，取蛋黄放入锅内用文火熬炼取油。1 岁以下小儿每日服 1 个蛋黄油，分 2～3 次口服。1 岁以上的小儿可每日服 2 个蛋黄油，分 2～3 次用，连续服用 3 日。

【功效主治】 用治小儿消化不良。

注： 如服 1～2 日大便好转可再用，如没有好转则停用此法。

方八　白萝卜治小儿消化不良

【配方】 白萝卜 50 克。

【制用法】 洗净，切成块，加水、加盐，煎烂去渣取汁，1 天随时饮用，1 日服完。

【功效主治】 用治小儿消化不良。

第**十**章 DISHIZHANG

五官科疾病偏方

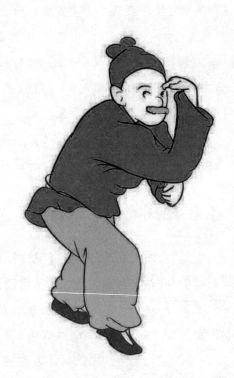

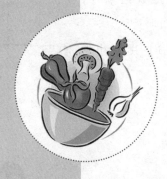

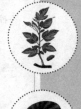

本章看点 ▼

● 沙　眼　● 青光眼　● 老年性白内障

● 耳　鸣　● 耳　聋　● 鼻　炎

● 咽喉炎　● 牙　痛　● 牙周病

● 口　疮　● 口　臭　● 失　音

沙　眼

沙眼是由沙眼衣原体引起的一种慢性传染性结膜炎和角膜炎。有发痒、流泪、怕光、疼痛、分泌物多、异物感等症状。严重者可造成眼睑内翻倒睫致损害角膜、视力减弱，甚至失明。

 苦瓜霜治沙眼

【配方】苦瓜 1 个（大而熟的），芒硝 15 克。

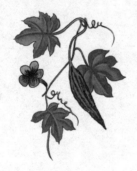

苦　瓜

【制用法】将苦瓜去子留瓤，装入芒硝，悬于通风处，数日后瓜外透霜，刮取备用。每次用少许点眼，早、晚各点 1 次。

【功效主治】用治沙眼。

 冰片硼砂猪胆散治沙眼

【配方】鲜猪胆 1 枚，冰片、硼砂各 1.5 克，黄连 3 克。

【制用法】将后 3 味，共研细末，纳入胆内，阴干，再研极细粉末；装瓶，密封，勿使漏气。每次用少许点眼，每日 2～3 次。

【功效主治】用治沙眼。

 黄连西瓜霜治沙眼

【配方】黄连、西瓜霜各 5 克，西月石 0.2 克。

【制用法】加水 2 杯，煮沸 1 小时后，过滤；取成药 100 毫升。每日洗眼 3～4 次。

【功效主治】用治沙眼。

 夜凤汤治沙眼

【配方】夜明砂 9 克，凤凰壳 6 克，草决明、蝉蜕各 9 克。

【制用法】以米醋将药煎洗服，每日 2 次，7 日愈。

【功效主治】用治一切新、老

沙眼痒甚。

 桑盐汤治沙眼

【配方】桑叶15克，青盐6克。

【制用法】泡水，澄清，洗眼，每日2～3次。

【功效主治】用治沙眼。

 黄柏汤治沙眼

【配方】黄柏30克。

【制用法】加水500克，煮沸半小时，过滤，每日点眼3～4次，每次1～2滴。

【功效主治】用治沙眼。

 桑菊汤治沙眼

【配方】霜桑叶、野菊花、白朴硝各6克。

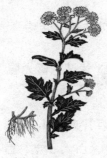

野菊花

【制用法】水煎取1大碗，澄清，分3次洗眼。

【功效主治】用治沙眼。

 连瓜汤治沙眼

【配方】黄连、西瓜霜各5克，西月石0.2克。

【制用法】加水200毫升，煮沸1小时后，过滤使成约100毫升。每日洗眼3～4次。

【功效主治】用治沙眼。

 蒲公英白汁治沙眼

【配方】蒲公英适量。

【制用法】洗净，折茎取白汁，煮沸半小时，过滤。每日点眼3～4次，每次1～2滴。

【功效主治】用治沙眼。

 莴苣白汁治沙眼

【配方】莴苣适量。

【制用法】折断，取白汁，点眼。

【功效主治】用治沙眼。

青光眼

青光眼是指由于眼压增高而引起的视盘损害和视功能障碍的一种眼病。正常眼压在10～21毫米汞柱，如在21～24毫米汞柱之间，则为青光眼可疑。原发性青光眼（闭角型、开角型）、继发性青光眼、混浊性青光眼和先天性青光眼，中医统称为"五风内障"，基本病机为情志抑郁、气机郁结、肝胆火炽、神水积滞等所致。

方一 黄连羊肝丸治青光眼

【配方】白羊肝1具（竹刀切片），黄连30克，熟地黄60克。

【制用法】将黄连、熟地黄研末；同捣为丸，如梧子大。茶水送服50～70丸，日服3次。

【功效主治】用治青光眼，症见望之如好眼，自觉视物不见。

方二 黑豆黄菊汤熏治青光眼

【配方】黑豆100粒，黄菊花5朵，皮硝18克。

【制用法】水1大杯，煎至七成。带热熏洗，5日一换，常洗可复明。

【功效主治】用治青光眼、双目不明、瞳仁反背。

方三 当归治青光眼

【配方】当归3克，川芎6克，熟地黄3克，白芍6克。

【制用法】水煎服，日服2次。

【功效主治】用治青光眼。

方四 黄芩治青光眼

【配方】黄芩4.5克，正北沙参4.5克，白术6克，甘草6克，当归4.5克，柴胡6克，升麻6克，陈皮4.5克，菊花4.5克，决明子 6 克，蒙花 4.5 克，谷精草 3 克，半红大枣 3 克。

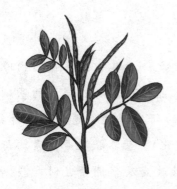

决明子

【制用法】水煎服。每日 2 次。

【功效主治】用治青光眼。

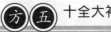 **十全大补汤治青光眼**

【配方】十全大补汤 4.5 克，枸杞子 6 克，巴戟天 1 克，夜明砂 6 克，冬虫草 3 克，谷精草 6 克。

【制用法】水煎汤炖鸡肝服用，饭后服，3 贴以后再用补肾丸调养，小儿服半量。每日 1～2 次。

【功效主治】用治青光眼。

 萆薢治青光眼

【配方】萆薢 10 克，水 500 毫升。

【制用法】浓煎为 10 毫升左右，过滤后装入眼药瓶，点眼。5 分钟 1 次，半小时左右瞳孔缩小，延长至半小时点眼 1 次，直至瞳孔恢复正常。

【功效主治】用治青光眼。

 龙胆草治青光眼

【配方】龙胆草、山栀子、赤芍、菊花各 12 克，黄芩 18 克，夏枯草、茺蔚子各 30 克，生地黄、石决明、大黄各 15 克，荆芥穗、半夏、甘草各 9 克。

【制用法】水煎服。

【功效主治】用治肝郁化火型青光眼。

 生地熟地治青光眼

【配方】生地黄、熟地黄各 18 克，牡丹皮、泽泻、茯苓、怀山药各 15 克，山萸肉、茺蔚子、菊花、当归、赤芍、知母各 12 克，荆芥穗 9 克。

【制用法】水煎服。重者日 2 剂，缓解症状后每日 1 剂。

【功效主治】用治阴虚火旺型青光眼。

老年性白内障

　　白内障是常见眼病和主要致盲原因之一，其中老年性白内障是最常见的白内障。本病是在全身老化、晶体代谢功能减退的基础上由于多种因素形成的晶体疾患。近年的研究说明，遗传、紫外线、全身疾患（如高血压、糖尿病、动脉硬化）、营养状况等因素均与其有关。当各种原因引起晶状体囊渗透性改变及代谢紊乱时，晶体营养依赖的房水成分改变，而使晶体变为混浊。中医称为"圆翳内障"、"白翳黄心内障"等，认为本病多因年老体弱、肝肾两亏、精血不足，或脾失健运、精不上荣所致。另外，部分因肝经郁热及湿浊上蒸也可致病。

 熟地党参治老年性白内障

【配方】熟地黄、党参、茯苓、炒山药各15克，菊花、黄精制首乌各12克，川芎9克，红花10克，沙苑子、白芍、枸杞子、

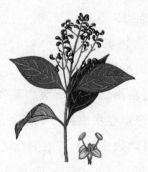

女贞子

当归、女贞子、制桃仁各12克，车前子（包煎）、六曲、夏枯草各10克，陈皮6克。

【制用法】水煎服。

【功效主治】用治老年性白内障初发。

方二 浮水甘石治早期白内障

【配方】浮水甘石9.4克，珍珠母（先入）6.2克，白水砂1.6克，琥珀3.13克，珊瑚末3.13克，熊胆3.13克，人退3.13克，白丁香3.13克，梅片少许。

【制用法】研细末，点眼，每天 3～5 次。

【功效主治】退翳明目。用治早期白内障及白翳。

 生地熟地治未成熟白内障

【配方】生地黄 20 克，熟地 20 克，白芍 15 克，当归 12 克，枸杞子 30 克，麦冬 20 克，玄参 20 克，车前子 10 克，茺蔚子 15 克，白术 12 克，云茯苓 12 克，防风 10 克，菊花 12 克，青葙子 12 克，决明子 12 克，红花 10 克，香附 10 克，石决明 30 克，钩藤 20 克。

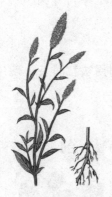

青葙子

【制用法】水泛为丸，青黛为衣，每次 6～10 克，每日 2 次。

【功效主治】滋养肝肾，清肝健脾，祛障明目。用治未成熟白内障。

 珠粉治早期白内障

【配方】珠粉 5 克，螺蛳壳粉 30 克，炉甘石粉 20 克，枸杞子 20 克，菟丝子 20 克，楮实子 20 克，怀牛膝 20 克，当归 20 克，五味子 20 克，熟地黄 30 克，川椒 5 克。

【制用法】以草药煎汤去渣，澄清液入余药粉晒干研细，外用。

【功效主治】退障明目。用治各种原因引起的早期白内障。

 珍珠治白内障

【配方】珍珠 0.5 克，飞炉甘石 2.4 克，冰片 1.5 克，朱砂 15 克。

【制用法】研极细末。点眼，每天点 3～5 次。

【功效主治】用治白内障。

 明目治障汤

【配方】枸杞子 10 克，菟丝子 15 克，五味子 8 克，谷精草 10 克。

【制用法】水煎服，每日 1 剂，日服 2 次。

【功效主治】补肝肾，益精明目，对症服用，对老年白内障有很好疗效。

耳 鸣

耳鸣为耳科疾病中的常见症状，患者自觉耳内或头部有声音，但其环境中并无相应的声源，而且愈是安静，感觉鸣音越大，耳鸣音常为单一的声音，如蝉鸣声、汽锅声、蒸汽机声、嘶嘶声、铃声、振动声等，有时也可为较复杂的声音，可以是间歇性，也可能为持续性，响度不一。一些响度较高的持续性耳鸣常常令人寝食难安。引起耳鸣的原因较多，各种耳病均可发生耳鸣，如耵聍栓塞、咽鼓管阻塞、鼓室积液、耳硬化症；内耳疾病更易引起此症，如声损伤、梅尼埃病；此外，高血压、低血压、贫血、白血病、神经官能症、耳毒药物等均可引起耳鸣。中医学认为耳鸣多为暴怒、惊恐、胆肝风火上逆，以至于少阳经气闭阻所致，成因外感风邪，壅遏清窍，或肾气虚弱，精气不能上达于耳而成，有的还耳内作痛。

 热盐枕耳治耳鸣

【配方】盐适量。

【制用法】将盐炒热，装入布袋中。以耳枕之，袋凉则换，坚持数次，即可见效。

【功效主治】用治耳鸣。

 三七花蒸酒酿治耳鸣

【配方】三七花 10 克，酒酿 50 克。

【制用法】同装于碗中，隔水蒸熟。分 1～2 次连渣服，连服 7 日。

【功效主治】用治耳鸣。

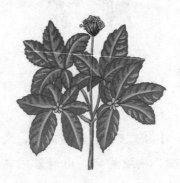

三七花

葵花子壳汤治耳鸣

【配方】葵花子壳 15 克。

【制用法】将葵花子壳放入锅中，加水 1 杯煎服。日服 2 次。

【功效主治】用治耳鸣。

 韭菜汁或猫尿驱入耳虫

【配方】韭菜适量。

【制用法】将韭菜榨汁，取韭菜汁 1 滴，滴入耳内，虫自出。或猫尿滴耳也可（用大蒜头擦猫鼻子，猫便撒尿）。

【功效主治】用驱入耳虫。

 乌雄鸡治耳鸣

【配方】乌雄鸡 1 只。

【制用法】洗净，以无灰酒 2000 毫升煮熟，趁热食 3～5 次。

【功效主治】用治肾虚耳鸣。

白毛乌骨雄鸡治耳鸣

【配方】白毛乌骨雄鸡 1 只，甜酒 1200 克。

【制用法】同煮，去酒食肉，共食用 3～5 只即可。

【功效主治】用治耳鸣。

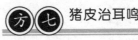 **猪皮治耳鸣**

【配方】猪皮、香葱各 60～90 克，盐适量。

【制用法】同剁烂，稍加食盐，蒸熟后 1 次吃完，连吃 3 日。

【功效主治】用治耳鸣。

 鸡蛋治耳鸣

【配方】鸡蛋 2 个，青仁豆 60 克，红糖 60 克。

【制用法】加水煮熟，空腹服用，每日 1 剂。

【功效主治】用治耳鸣。

芹菜治耳鸣

【配方】芹菜 100 克，槐花 20 克，车前子 20 克（包煎）。

【制用法】水煎服。每日 2 次。

【功效主治】用治耳鸣。

 龙胆草治耳鸣

【配方】龙胆草 10 克，泽泻 15 克。

【制用法】水煎服。每日 2 次。

【功效主治】用治耳鸣。

耳　聋

　　耳聋是指不同程度的听力减退，轻者在缩短距离或声音加大之后，尚可听清；重者则听不到任何声响。按发生的时间可分为先天性耳聋和后天性耳聋两类；按病变的性质可分为器质性耳聋和机能性耳聋；按病变发生的部位可分为导音性耳聋、感音性耳聋和混合性耳聋3类。引起耳聋的原因很多，任何外耳道的病变，如耵聍栓塞、外耳道闭锁等，使外耳道阻塞；中耳的外伤，如颅底横形或纵形骨折，伤及中耳和听骨链；中耳炎症，如急性咽鼓管炎、化脓性中耳炎等；中耳肿瘤，如良性的颈静脉瘤或恶性癌肿；耳硬化症，病变侵入镫骨底，以致镫骨固定等，均可引起耳聋。

 猪肾治老人耳聋

【配方】猪肾1对（去膜切片），粳米2合，葱白2根，薤白7枚，人参2分，防风1分。

【制用法】共研为末，同粥煮食即可。

【功效主治】用治老人耳聋。

 柴胡治耳聋

【配方】柴胡12克，制香附9克，川芎12克，石菖蒲12克，骨碎补9克，六味地黄丸（包煎）30克。

【制用法】先把上药用水浸泡30分钟再放火上煎煮，开后15分钟即可；每剂煎2次，将2次煎出的药液混合。每日1剂，日服2次。

【功效主治】用治肾虚耳聋。

 党参黄芪治耳聋

【配方】党参15克，黄芪15克，丹参12克，川芎9克，骨碎补 12 克，补骨脂 12 克，淫羊藿 12 克，五味子 9 克，磁石（先煎）30 克，黄精 12 克，何首乌 12 克。

【制用法】水煎服。每日 1 剂。

【功效主治】益气活血，补肾填精。用治神经性耳聋、老年性耳聋、药毒性耳聋。

柴胡制香附治外伤性耳聋

【配方】柴胡、制香附各 50 克，川芎 25 克。

【制用法】共研极细末，每日 3 次，每次 9 克，温开水吞服。

【功效主治】用治外伤性耳聋。

方五 真细辛治耳聋

【配方】真细辛、黄蜡各适量。

【制用法】细辛研为细末，溶黄蜡为丸，如鼠粪大，绵裹 1 丸入耳内，2 次即愈。

【功效主治】用治耳聋。

方六 桃仁治年久耳聋

【配方】桃仁研泥，红花、鲜姜切碎，各 9 克，赤芍、川芎各 3 克，大枣去核 7 个，老葱白切碎 3 根，人工麝香 0.15 克用 2 次。

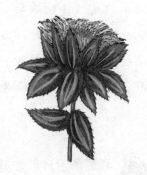

红　花

【制用法】黄酒 250 毫升，将前 7 味药煎至 1 盅，去渣；然后将人工麝香入酒内，再煎 2 沸，晚间睡眠前服。每日早晨再服通气散 1 次。

【功效主治】用治年久耳聋。

方七 菊花治耳聋

【配方】菊花、木通、石菖蒲各 5 克。

【制用法】捣烂酒服之。

【功效主治】用治耳聋。

鼻　炎

鼻炎是鼻腔黏膜炎症，有急性和慢性两种。急性鼻炎大多因受凉后身体抵抗力减弱，病毒和细菌相继侵入引起，也可为某些以呼吸道为主的急性传染病的鼻部表现。急性鼻炎屡发可转为慢性，一些心脏病或肾脏病患者，因鼻腔长期或经常淤血也可造成慢性鼻炎，还有某些其他病症及粉尘、气体、湿度急剧变化均可引起此病。增强体质、注意冷热、加强劳动保护等是预防鼻炎的重要措施。

 方　一　双豆汤治过敏性鼻炎

【配方】绿豆 15 克，淡豆豉 20 克，防风 15 克，生甘草 10 克，石菖蒲 15 克，辛夷（包煎）10 克，细辛 3 克。

【制用法】水煎服。每日服 1 剂。

【功效主治】散寒除浊，开达肺窍。用治过敏性鼻炎。

方　二　丝瓜藤炖猪肉治鼻炎

【配方】丝瓜藤（取近根部位的）2～3 米，瘦猪肉 60 克，盐少许。

【制用法】将丝瓜藤洗净，切成数段，猪肉切块，同放锅内加水煮汤，临吃时加盐调味。饮汤吃肉，5 次为 1 个疗程，用 1～3 个疗程。

【功效主治】清热消炎，解毒通窍。用治慢性鼻炎急性发作、萎缩性鼻炎之鼻流脓涕、脑重头痛。

方　三　川芎猪脑治慢性鼻炎

【配方】猪脑（或牛、羊脑）2 副，川芎、白芷各 10 克，辛夷花（包煎）15 克。

【制用法】将猪脑剔去红筋，洗净，备用；将川芎等 3 味加清水 2 碗，煎至 1 碗；再将药汁倾炖盅内，加入猪脑，隔水炖熟。饮汤吃脑，常用有效。

【功效主治】通窍补脑，祛风止痛。用治慢性鼻炎之体质虚弱。

 芝麻油治鼻炎

【配方】芝麻油适量。

【制用法】以芝麻油滴入每侧鼻腔3滴，每日3次。

【功效主治】清热润燥，消肿。用治各种鼻炎。

 鹅不食草治各类鼻炎

【配方】鹅不食草2克，细辛6克，白芷2克，全蝎2克，薄荷1克，川芎1.5克，青黛1克。

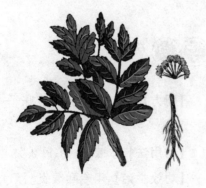

白 芷

【制用法】以上各药共研细末后代鼻烟用，每日数次，也可用湿药棉蘸药粉塞鼻约30分钟取出

即可，每日2次。

【功效主治】用治风痒、鼻塞、各类鼻炎。

 斑蝥治急、慢性鼻炎

【配方】斑蝥25克，藜芦20克，雄黄50克，紫草茸50克，诃子50克，川楝子50克，栀子50克，白檀香50克。

【制用法】以上8味药粉碎成细末过筛，取适量放在无烟炭火上熏鼻。

【功效主治】用治急、慢性鼻炎，均有效。

 辛夷治鼻炎

【配方】辛夷（包煎）30克，辛夷花6克，薄荷（后下）6克，苍耳子9克，白芷6克，桑叶9克，菊花9克，金银花12克，连翘12克，桔梗6克，升麻3克，荆芥穗3克，甘草3克。

【制用法】水煎服。每日1剂。

【功效主治】清热消炎，散风寒。用治鼻炎，症见鼻塞、流鼻涕、头晕等。

咽喉炎

咽喉炎是咽喉部位黏膜的急性炎症。发病初期，咽喉处感到发热、刺痒和干燥不舒服。病重者咽喉肿痛、舌本强硬、涎潮、喘急、胸膈不利、吞食疼痛，伴有畏寒、发热、全身不适的症状；声音变为嘶哑，严重时失声；喉内多痰而不易咳出，常黏附于声带表面。

 绿豆治咽喉炎

【配方】绿豆30克，荷花30克，五味子6克。

【制用法】水煎服。每日1～2次。

【功效主治】用治咽喉炎。

 西瓜皮治咽喉炎

【配方】西瓜皮60克，白菊花20克，冰糖20克。

【制用法】水煎服。每日2次。

【功效主治】用治咽喉炎。

 西瓜白霜治咽喉炎

【配方】大西瓜1个，朴硝适量。

【制用法】在西瓜蒂上切1个小孔，挖去瓤子，装满朴硝，仍以蒂部盖上，用绳缚定，悬挂于通风处，待析出白霜，以鹅毛扫下，研细，贮于瓶中备用。用时以笔管将白霜吹于喉部。

【功效主治】清热消肿。用治咽喉炎。

 丝瓜花治咽喉炎

【配方】丝瓜花3克，五味子3克。

【制用法】水煎服。每日2次。

【功效主治】用治咽喉炎。

 藕治咽喉炎

【配方】藕100克，竹叶10

克，杏仁（后下）10克。

【制用法】水煎服。每日1～2次。

【功效主治】用治咽喉炎。

 柿霜治慢性咽炎

【配方】柿霜3克，乌梅炭3克，硼砂0.3克，大青盐少许。

【制用法】共研为细末，含化之。

【功效主治】用治慢性咽炎。

 白糖海带治慢性咽炎

【配方】水发海带500克，白糖250克。

【制用法】将海带漂洗干净，切丝，放锅内加水适量煮熟，捞出，放在小盆里，拌入白糖腌渍1日后即可。食用，每日2次，每次50克。

【功效主治】软坚散结。用治慢性咽炎。

 猫爪草治慢性咽炎

【配方】猫爪草25克，绿豆

50克。

【制用法】上药加适量水，煎取500毫升，分3次饮用。

【功效主治】用治慢性咽炎。

 点地梅治咽喉炎

【配方】点地梅30克。

【制用法】水煎300毫升，分3次，早、中、晚各含服100毫升（即每次将煎好的汤药饮含于口中约1分钟，然后咽下）。每日1剂。

【功效主治】用治咽喉炎。

 百合生地粥治咽喉炎

【配方】生地黄30克，百合、粳米各50克，白糖适量。

【制用法】先将生地黄加水800毫升，煎半小时，去渣留汁于锅中，再将百合、粳米放入慢熬至粥成，下白糖，调匀。分1～2次空腹服。

【功效主治】用治胃肺伤阴、咽喉微痛、咳声嘶哑的慢性咽喉炎。

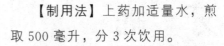

牙　痛

牙痛是由牙病引起，可分以下几种情况：龋齿牙痛为牙体腐蚀有小孔，遇到冷、热、甜、酸时才感到疼痛；患急性牙髓炎是引起剧烈牙痛的主要原因；患急性牙周膜炎，疼痛剧烈，呈持续性的跳痛；急性智齿冠周炎，主要是第三磨牙位置不正，牙冠面上部分有龈覆盖和食物嵌塞，容易发炎而致该症。

 花椒浸酒治诸牙痛

【配方】花椒 15 克，白酒 50 毫升。

【制用法】将花椒泡在酒内 10～15 日，过滤去渣。棉球蘸药酒塞蛀孔内可止痛。一般牙痛用药酒漱口亦有效。

【功效主治】消炎镇痛。用治虫蛀牙痛。

 白菜根疙瘩治风火牙痛

【配方】白菜根疙瘩 1 个。

【制用法】将菜疙瘩洗净，捣烂后用纱布挤汁。左牙痛滴汁入左耳，右牙痛滴汁入右耳。

【功效主治】清热散风。用治风火牙痛。

 胡椒绿豆立止牙痛

【配方】胡椒、绿豆各 10 粒。

【制用法】将胡椒、绿豆用布包扎，砸碎，以纱布包作一小球，痛牙咬定，涎水吐出。

【功效主治】清热止痛。用治因炎症和龋齿所引起的牙痛。

 酒煮黑豆治虚火牙痛

【配方】黑豆、黄酒各适量。

【制用法】以黄酒煮黑豆至稍烂。取其液漱口多次。

【功效主治】消肿止痛。用治热盛引起的牙痛、牙龈肿痛。

丝瓜姜汤清热解痛

【配方】丝瓜 500 克，鲜姜 100 克。

【制用法】将鲜丝瓜洗净，切段，鲜姜洗净，切片，两味加水共煎煮 3 小时。日饮汤 2 次。

【功效主治】清热消肿止痛。用治牙龈肿痛、口干鼻涸、鼻腔出血（流鼻血）。

 冰糖水治虚火牙痛

【配方】冰糖 100 克。

【制用法】清水 1 碗放入锅内，下冰糖煮溶，至只剩半碗水即成。1 次饮完，每日 2 次。

【功效主治】清热润肺。用治虚火上升引起的牙痛。

 生地煮鸭蛋治风火牙痛

【配方】生地黄 50 克，鸭蛋 2 个，冰糖 5 克。

【制用法】用沙锅加入清水两碗浸泡生地黄半小时，将鸭蛋洗净同生地黄共煮，蛋熟后剥去皮，再入生地黄汤内煮片刻，服用时加冰糖调味。吃蛋饮汤。

【功效主治】清热生津养血。用治风火牙痛、阴虚手心足心发热等。

 韭菜根花椒止龋齿痛

【配方】韭菜根 10 根，花椒 20 粒，香油少许。

【制用法】洗净，共捣如泥状，敷病牙侧面颊上。

【功效主治】止痛。用治牙痛。

 咸鸭蛋治牙痛

【配方】咸鸭蛋 2 个，蚝豉 100 克，米 150 克。

【制用法】用水煮粥吃。

【功效主治】用治牙痛。

 油条治牙痛

【配方】油条隔夜 3 条，冰糖 100 克，水 2 碗。

【制用法】煮至糖熔，1 次服。

【功效主治】用治牙痛。

牙周病

牙周病是人类疾病中分布最广的疾患之一，其特点是牙周组织呈慢性破坏，而自觉症状不明显，多为一般人所不注意，一旦发生牙齿出血、溢脓、牙齿松动、移位或出现牙周脓肿，或者症状加剧始来就医。若牙周病未经有效治疗，其牙齿丧失的数目常不是单个的，而是多数牙甚至全口牙同时受累。牙周病在成年之前很少发生，但在青壮年后发病迅速，随着年龄的增高，患病的人数增加，而且病情加重，因此牙周病的早防早治很重要。牙龈出血、口臭是它的早期症状，一旦发现应早做治疗。中医学称之为"牙齿动摇""牙齿松动""齿动"，古代就有详细描述，在治疗上也有丰富的记载。

 生石膏治牙齿疼痛

【配方】生石膏（先煎）15～30克，知母9克，谷精草18克，金银花12克，蝉蜕6克，甘草3克。

【制用法】水煎服。轻者日服1剂，重则日服2剂。

【功效主治】用治牙周炎（急性）及牙齿疼痛。

 芥菜秆治牙龈肿烂

【配方】芥菜秆。

【制用法】芥菜秆烧焦存性，研为细末。涂抹患处。

【功效主治】清热消肿，止痛。用治牙龈发炎、红肿疼痛。

 大黄治牙周病

【配方】大黄20克。

【制用法】将上药浸醋含口中，每天含3～4次。

【功效主治】用治牙周病及齿龈脓肿、流脓。

桃柳树皮清热治牙病

【配方】桃树皮 4 克，柳树皮 4 克，白酒适量。

【制用法】沙锅放入白酒，以文火煎煮桃、柳树皮，趁热含酒液漱口。当酒液含在口中凉后即吐出，日漱数次。

【功效主治】清热止痛，祛风散肿。用治风火牙痛和牙周发炎。

 爬岩姜治牙周病

【配方】爬岩姜 15 克。

【制用法】切细，泡开水含噙漱口，每日 3 次。

【功效主治】用治牙周病。

 马鞭草治牙周病

【配方】马鞭草 30 克。

【制用法】水煎服。每日 1 剂。

【功效主治】用治牙周病。

野泽兰治牙周病

【配方】野泽兰 30 克，五香藤 30 克。

【制用法】水煎服，每次 40

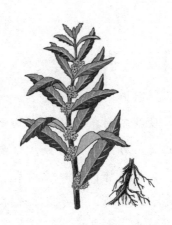

泽 兰

毫升，每日 3 次。

【功效主治】用治牙周病。

 丝瓜蔓藤治牙周病

【配方】丝瓜蔓藤 20 克（阴干）。

【制用法】火煅存性研末，搽牙缝，即止。

【功效主治】用治牙周病。

鲫鱼治牙周病

【配方】大活鲫鱼 1 尾（去肠留鳞），五倍子、明矾各 6 克。

【制用法】上药研末，填入鱼腹以黄泥封固烧存性，研为细末（或为丸），以黄酒送下，每服 3 克，每日 3 次。

【功效主治】用治牙周病。

口　疮

该病不同年龄的男女均可发生，多由上焦实热、中焦虚寒、下焦阴火、各经传变所致。口疮往往反复发作不愈，严重时可影响进食。其临床特征是口腔内唇、颊、上腭等处黏膜出现淡黄色或灰白色之小溃疡面，单个或多个不等，呈椭圆形，周围红晕，表面凹陷，局部灼痛，反复发作。

 百草霜治口疮

【配方】百草霜、五倍子各10克，细辛1克，冰片3克。

【制用法】先将细辛、五倍子研细，再加入百草霜、冰片，共为极细末，贮瓶备用。先以淡盐开水漱口，然后将药末敷于创面。每日2～3次，2日为1个疗程。

【功效主治】用治口疮。

 党参治口疮

【配方】党参10克，黄芪30克，白术10克，茯苓30克，藿香10克，薏苡仁20克，扁豆15克，陈皮10克，半夏10克，甘草3克。

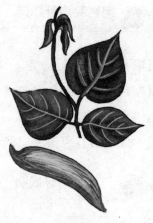

扁　豆

【制用法】水煎服。

【功效主治】用治脾胃虚弱、湿浊内生、浸淫唇舌而致复发性口疮。

 莲子治口疮

【配方】莲子30克，白萝卜

250 克。

【制用法】共煮服，喝汤食莲，每日 2 次。

【功效主治】用治口疮。

 莲子心治口疮

【配方】莲子心 3 克。

【制用法】开水泡代茶饮，每日 1 剂。

【功效主治】用治口疮。

 绿豆治口疮

【配方】绿豆 60 克，生地黄 30 克。

【制用法】水煮后去生地，食豆饮汤，每日 1 剂。

【功效主治】用治口疮。

 蛋黄油治口疮

【配方】鸡蛋 1 个。

【制用法】将鸡蛋煮熟，再取蛋黄放在火上炼油，用蛋黄油搽患处。

【功效主治】用治口疮。

 含蒜片治口腔炎

【配方】生大蒜 1 瓣。

【制用法】将 1 瓣生大蒜去皮后，切成 1～2 片；含于口中，若同时含服维生素 B_1 1～2 片则效果更佳；当大蒜片含到全无辣味时，则需嚼一下，以略觉有点辣味而又不感到难受为度。含溶大蒜片每天上午、下午各 1 次，每次含半小时至 1 小时。

【功效主治】扩张微血管，促进血液循环，促进唾液分泌，有益于消化。用治咽痛、牙痛以及口腔溃疡。

 茶叶治嘴唇疱疹

【配方】茶叶 1 小袋。

【制用法】将煮沸的茶叶水冷却后，涂在嘴唇的疱疹处；或者将 1 小袋茶叶放在水中煮沸，然后取出冷却，贴附在嘴唇疱疹处。4～5 日后，炎症即可消退。

【功效主治】消炎止痛。用治疱疹病毒引起的嘴唇疱疹。

口　臭

口臭是指因胃肠积热、口腔疾病、慢性疾病而致呼气时口内发出难闻的气味。龋齿（蛀）、牙龈瘘管或牙龈发炎、牙周炎、鼻窦化脓、扁桃体脓肿、消化道疾病、糖尿病、消化不良等都可引起口臭。

方一　粉葛根治口臭

【配方】粉葛根 30 克，藿香、白芷各 12 克，木香 10 克，公丁香 6 克。

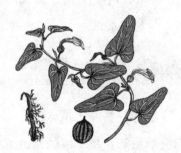

木香

【制用法】加水煎汤，不宜久煎，分多次含漱。每日 1 剂。口腔溃疡者不宜采用。

【功效主治】用治口臭。

方二　芥穗治口臭

【配方】荆芥穗、薄荷（后下）、薏苡仁、滑石（包煎）、石膏（先煎）各 9 克，桔梗、枳壳、生地黄、白僵蚕、黄柏各 6 克，防风、前胡、猪苓、泽泻各 4.5 克，黄连、竹叶各 3 克，青黛 1.5 克。

【制用法】水煎服。每日 1 剂。

【功效主治】用治口腔干燥及口臭。

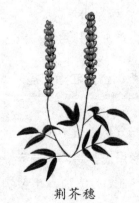

荆芥穗

方三　大黄治口臭

【配方】大黄、冰片各适量。

【制用法】大黄炒炭为末，每天晨起用大黄炭末适量酌加少许冰片，刷牙漱口。

【功效主治】用治口臭。

 雄黄治口臭

【配方】雄黄、青黛、甘草、冰片各6克，牛黄、黄柏、龙胆草各3克。

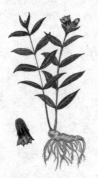

龙胆草

【制用法】将各药研极细，取10克，加入白开水100毫升，漱口，每日4次。

【功效主治】用治口臭。

 石膏煅治口臭

【配方】煅石膏、硼砂各1.5克，黄柏、甘草各0.9克，青黛0.6克，牛黄、冰片各0.3克。

【制用法】共研极细末；先以板蓝根、金银花各10克浸水漱口，再含药末少许，每日3～6次。

【功效主治】用治慢性口腔干燥及口臭。

失 音

失音即嘶哑，是指声音失去正常的圆润清亮的音调，常见于喉炎、声带麻痹、喉肿瘤等症。中年以上的患者，若声音嘶哑持续不愈，应考虑喉部肿瘤的可能，须及时就医诊治。

 方一 双叶汤治外感音哑

【配方】茶叶 3 克，紫苏叶 3 克，盐 6 克。

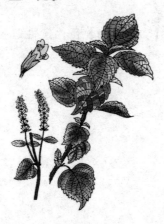

紫苏叶

【制用法】先用沙锅炒茶叶至焦，再将盐炒至呈红色，同紫苏叶加水共煎汤。每日服 2 次。

【功效主治】清热宣肺利咽。用治外感引起的声音嘶哑症。

方二 花生米汤治失音

【配方】花生米（连内皮）60 克。

【制用法】用 1 碗水煮花生米，开锅后改用文火煨熟。可吃可饮，1 次用完，每日 1 次。

【功效主治】润肺利咽。用治外感引起的失音。

方三 胖大海糖水治干咳失音

【配方】胖大海 5 枚，冰糖适量。

【制用法】胖大海洗净，同冰糖放入碗内，冲入开水，浸泡半小时。当茶饮用，隔半日再冲水泡 1 次，每日 2 次，2～3 日见效。

【功效主治】清热解毒润肺。用治干咳、咽干嘶痛、扁桃体炎、牙龈肿痛及内痔出血等。

 冰糖梨水养护声带

【配方】冰糖 50 克，梨（鸭梨、秋梨或雪梨）2 个。

【制用法】将梨洗净切块，同冰糖共放入锅中加水煮烂。每日分 2 次服。

【功效主治】清肺润喉，消痰降火。用治音哑，对嗓子有保护作用，对肺热久咳患者亦有较好疗效。

 公猪油治失音

【配方】公猪油 500 克，蜂蜜 350 毫升。

【制用法】炼去滓，入蜜再炼，等冷成膏，每次 10 克，不拘时服。

【功效主治】滋阴润喉。用治失音。

 甜蛋花汤治音哑

【配方】生鸡蛋 1 个，砂糖 10 克。

【制用法】将蛋打破置于碗中，放入砂糖，调匀，用少量开水冲沏，每晚睡前服。

【功效主治】滋阴润燥。用治声音嘶哑。

注：鸡蛋内膜衣性平、味甘，每晚睡前嚼碎咽下 2 个，亦有同等功效。

 天花粉治失音

【配方】天花粉、玄参各 9 克，青黛、地骨皮各 6 克，冰片 1.2 克，牛黄 3 克，知母、川贝母各 18 克。

【制用法】上研为细末，以藕汁熬膏为丸，如弹子大。噙化润下。

【功效主治】用治失音。

 腌雪里蕻治失音

【配方】腌雪里蕻（老腌菜最佳）茎 30 克。

【制用法】将菜洗净，切碎，用开水冲汤。待水温后含漱多次，余汤可内服。

【功效主治】宣肺利咽。用治声音嘶哑及风寒痰盛咳嗽。

注：本品辛散，凡患眼疾、痔疮者不宜食用。

第十一章 DISHIYIZHANG

皮肤科疾病偏方

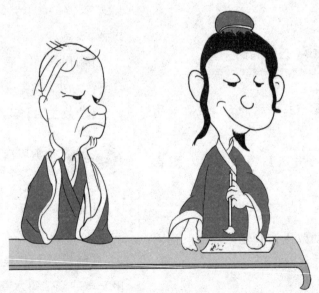

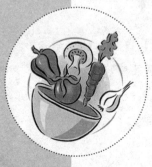

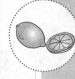

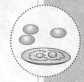

本章看点 ▼

- 痱 子
- 冻 疮
- 痤 疮
- 湿 疹
- 脱 发
- 白 发
- 鸡 眼
- 雀 斑
- 癣
- 白癜风
- 梅 毒
- 尖锐湿疣
- 带状疱疹

痱 子

痱子是一种夏令常见的皮肤损害，常由外界气温增高时，汗液分泌过多而停留于皮肤表面所致。表现多为密集红色小豆疹或小疱，感染后可发展成脓疱疮或疖肿。发生的部位，以头面、胸、腹、肩颈、肘窝和股部较多。有瘙痒和灼热感。

 丝瓜叶汁凉血解毒

【配方】鲜嫩丝瓜叶。

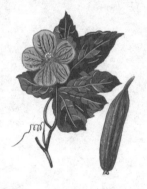

丝瓜叶

【制用法】洗净，切碎，捣如泥状，用干净纱布绞挤汁液。以汁涂搽患处，每日1～2次。

【功效主治】用治痱子、疖肿、癣等。

 黄瓜治小儿痱子

【配方】黄瓜1条。

【制用法】洗净，切片。涂擦患处，每日洗澡后及临睡前各1次。

【功效主治】清热解毒。用治痱子。

 苦瓜汁治痱子

【配方】鲜苦瓜1个，食盐适量。

【制用法】将苦瓜切丝，装碗中，加食盐1撮（0.3～0.5克），搅拌，腌制几分钟，揉汁搽患处，每日1～2次。

【功效主治】清热解毒。用治痱子，1～2日即可见效。

 马齿苋治痱子

【配方】鲜马齿苋150克。

【制用法】将马齿苋切碎，加

水 200 毫升，煎 15 分钟，渣弃取汁，凉后外涂，每日 5～6 次。

【功效主治】清热解毒。用治痱子。一般 2～3 日可消除。

丝瓜叶治疗痱子

【配方】鲜丝瓜叶 60 克。

【制用法】洗净捣烂，用纱布绞汁，外涂患处。

【功效主治】清热解毒。用治痱子。

冬瓜治疗痱子

【配方】冬瓜适量。

【制用法】将冬瓜去皮切片绞汁，外擦患处。

【功效主治】用治痱子。

花椒水治疗痱子

【配方】花椒 30 克。

【制用法】将花椒加水 3000 毫升，煎煮，待温后洗患处。

【功效主治】杀虫止痒，用治痱子。

苦瓜叶治痱子

【配方】鲜苦瓜叶适量。

【制用法】捣烂如泥，挤汁，涂搽患处，每日 3 次。

【功效主治】清暑解毒，用治身体各部的痱子。

鱼腥草治痱子

【配方】鲜鱼腥草 120 克。

【制用法】取鱼腥草水煎，待温，给患儿洗澡。每日 1 次。

【功效主治】用治痱子。

注： 在治疗期间应给患儿多饮水，且保持皮肤干燥、清洁。轻者 1 次可愈，重者 4 次可消肿止痒而渐愈。

滑石治痱子

【配方】滑石 30 克，冰片 2 克，甘草 5 克。

【制用法】共研细末，撒患处，每日 2～3 次。

【功效主治】用治痱子。

冻　疮

冻疮是指局部皮肤、肌肉因寒气侵袭至血脉凝滞，形成局部血液循环障碍，而致皮肉损伤的疾患。常由耐寒性差，或暴冷着热与暴热着冷等引起。多患于手、足、耳郭等暴露部位，初起局部皮肤呈苍白漫肿、麻木冷感，继则呈青紫色，或有斑块、边沿赤红、自觉灼痛、瘙痒。轻者10天左右自行消散，重者则疼痛加剧，可出现紫血疮，皮肤溃烂，一般收口缓慢，至天暖才愈。严重的有水疱，疱破后可形成溃疡，有瘙痒和烧灼甚至痛感。

 红辣椒酒治冻疮

【配方】新红辣椒50克，白酒100毫升。

【制用法】将新红辣椒洗净切碎，用白酒泡5～7日。涂擦患处。溃烂处不宜涂擦。

【功效主治】用治冻疮。

茄根治冻疮未溃

【配方】茄根适量。

【制用法】以茄根7～8枝，劈碎用水煮沸，于临睡前煎汤熏洗患部，每晚1次，连续2～3次。

【功效主治】用治冻疮未破溃。

 生姜外擦治冻疮

【配方】生姜1块。

【制用法】将生姜煨热，切开搽患处。每日2次。

【功效主治】用治冻疮未溃。

 蛋黄油治冻疮溃烂

【配方】鸡蛋。

【制用法】将鸡蛋煮熟，取出蛋黄放在铁勺中，以文火烤熬。取析出的蛋黄油敷患处，并用纱布包扎，几天后，溃烂处即会愈合结痂。

【功效主治】解热毒，补阴血。用治冻疮溃烂。

 活蟹治冻疮溃烂

【配方】活蟹1只，蜂蜜适量。

【制用法】活蟹烧存性，研成细末，以蜂蜜调匀。涂于患处，每日更换2次。

【功效主治】清热解毒，疗疮排脓。用治冻疮溃烂不敛。

 熟大蒜治冻疮

【配方】大蒜1个。

【制用法】将大蒜去皮放锅内蒸熟后取出。涂擦患处1～2次即可见效。

【功效主治】用治冻疮。

 鲜松针汤治冻疮

【配方】鲜松针适量。

【制用法】将鲜松针水煎。浸洗患处，每日2次。

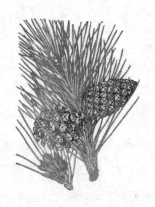

松　针

【功效主治】用治冻疮。

 荆芥苏叶汤洗治冻疮

【配方】荆芥、紫苏叶、桂枝各15克。

【制用法】将上3味加清水2000～3000毫升，煮沸后温洗患处，每日1～2次。

【功效主治】用治冻疮。

 怀山药治冻疮

【配方】怀山药1段。

【制用法】将怀山药洗净，捣泥敷之，隔夜即效。

【功效主治】用治冻疮每年冬季复发。

痤　疮

痤疮又称粉刺，是青春期常见的皮肤病。好发于青年男、女面、胸、背部的毛囊、皮脂腺的慢性炎症，多由过食肥甘厚味、脾胃虚热、内蕴上蒸、外受风邪等因素所致。该病与中医文献中记载的"肺风粉刺"相类似。其临床特征是患者颜面等处发生散在的针头或米粒大小的粟疹，或见黑头，能挤出粉渣样分泌物。

 橙核除痤疮

【配方】橙核适量。

【制用法】晒干，研极细，以水调。临睡前涂抹面部，次晨洗掉。

【功效主治】润肌祛痣。用治粉刺、痤疮。

 苡仁穿心莲治痤疮

【配方】穿心莲、薏苡仁、败酱草各30克。

【制用法】水煎服。每日1剂，分2次服。

【功效主治】清热解毒。用治痤疮。

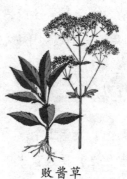

败酱草

 白果仁治痤疮

【配方】白果仁适量。

【制用法】每晚睡前用温水将患部洗净（不能用肥皂或香皂），然后将白果仁切成片，反复擦患部，边擦边削去用过的部分，每次按病程和数目的多少用1～2粒即可。

【功效主治】解毒排脓。用治

痤疮，据观察，一般用药 7～10 次后即可收到效果。

生枇杷叶治痤疮

【配方】生枇杷叶去毛（包煎），霜桑叶、麦冬、天冬、黄芩、杭菊花、细生地黄、白茅根、白鲜皮各 12 克，地肤子、牛蒡子、白芷、桔梗、茵陈、牡丹皮、苍耳子各 9 克。

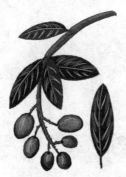

枇 杷

【制用法】水煎服。每日 1 剂。
【功效主治】用治痤疮。

银花治粉刺

【配方】金银花 30 克，连翘、黄芩、川芎、当归各 12 克，桔梗、牛膝各 9 克，野菊花 15 克。
【制用法】水煎服。每日 1 剂。
【功效主治】用治痤疮。

白花蛇舌草治粉刺

【配方】白花蛇舌草 30 克，半枝莲 30 克，薏苡仁 20 克，苍术 20 克，板蓝根 25 克，莪术 15 克，牡丹皮 15 克，玄参 20 克，甘草 10 克。
【制用法】水煎服，每日 1 剂。
【功效主治】治粉刺。

土茯苓治痤疮

【配方】土茯苓 30 克，生地榆 15 克，赤芍 10 克，黄柏 15 克，蒲公英、茜草各 10 克，地肤子、金银花、板蓝根各 15 克。
【制用法】水煎服。每日 1 剂。
【功效主治】本方清热解毒，活血祛湿。用治痤疮。

白果治痤疮

【配方】白果适量。
【制用法】将药洗净，切开，绞汁，取汁频涂患部，干后再涂，直至汁尽，每日用 2～3 粒。
【功效主治】解毒排脓，平痤除皮。用治痤疮。

湿 疹

　　湿疹是一种由多种内外因素引起过敏反应的急性、亚急性皮肤病。其临床特征分别为：急性湿疹为红斑、丘疹、水疱、脓疱、奇痒等，并在皮肤上呈弥漫性发布；慢性湿疹由急性湿疹演变而来，反复发作，长期不愈；皮肤肥厚，表面粗糙，患部皮肤呈暗红色及有色素沉着，呈苔藓样。男女老幼皆可发病，无明显的季节性，冬季较常发生。

方一 黄连蜂巢治湿疹

【配方】川黄连 6 克，蜂巢 3 个，凡士林 80 克。

【制用法】将黄连研极细；蜂巢研末，再加凡士林，文火熔化，搅拌成油膏；先用 2% 温盐水洗净患处，后涂油膏。注意不可用热水烫，越烫越坏。

【功效主治】散风祛湿。用治湿疹。

方二 蝉蜕龙骨治湿疹

【配方】蝉蜕 30 克，龙骨 15 克，凡士林 30 克。

【制用法】将蝉蜕、龙骨研为末，用凡士林调为软膏，涂患处。

【功效主治】散风祛湿。用治湿疹。

方三 绿豆粉香油治湿疹流水

【配方】绿豆粉、香油各适量。

【制用法】将绿豆粉炒呈黄色，晾凉，用香油调匀。敷患处。

【功效主治】清热祛湿。用治湿疹流黄水。

方四 紫甘蔗皮治瘙痒湿烂

【配方】紫甘蔗皮、香油适量。

【制用法】紫甘蔗皮烧存性，研细末，香油调匀。涂患处。

【功效主治】清热解毒止痒。用治皮肤瘙痒湿烂。

方五 蕹菜治皮肤湿痒

【配方】蕹菜。

【制用法】将蕹菜洗净，加水煮数沸。趁热烫洗患处。

【功效主治】清热祛湿止痒。用治皮肤湿痒。

方六 蚕豆皮治湿疹

【配方】蚕豆皮、香油各适量。

【制用法】将蚕豆浸泡软后，剥其皮晒干；用火将蚕豆皮烘烤极焦，研成细末过筛，香油调拌均匀。敷于患处，每日1次。

【功效主治】利湿化滞，收敛医疮。用治湿疹，对头、耳、颜面之急性湿疹效果最显著。

方七 胡桃仁治皮炎湿疹

【配方】胡桃仁适量。

【制用法】将胡桃仁捣碎，炒至焦黑出油为度，研成糊状。敷患处，连用可痊愈。

【功效主治】滋阴润燥，解毒祛湿。用治各种湿疹。

方八 玉米须治湿疹

【配方】玉米须适量。

【制用法】将玉米须烧灰存性，研为末，以香油调拌，外敷患处。

【功效主治】清利湿热。用治湿疹。

方九 青鱼胆汁治皮肤湿疹

【配方】青鱼胆、黄柏等份。

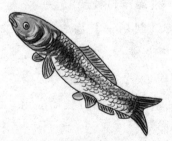

青　鱼

【制用法】将青鱼胆剪破，取胆汁，与黄柏粉末调匀，晒干研细。用纱布包裹敷于患处。

【功效主治】清热解毒。用治皮肤湿疹久治不愈。

脱　发

　　脱发是由多种原因引起的毛发脱落的现象，生理性的如妊娠、分娩；病理性的如伤寒、肺炎、痢疾、贫血及癌肿等都可能引起脱发；另外，用脑过度、营养不良、内分泌失调等也可能引起脱发。在临床上分为脂溢性脱发、先天性脱发、症状性脱发、斑秃等。中医认为脱发多由肾虚、血虚、不能上荣于毛发；或血热风燥、湿热上蒸所致。

方一　食盐治脱发

【配方】食盐 15 克。

【制用法】将食盐加入 1500 毫升温开水，搅拌均匀，洗头，每周 1～2 次。

【功效主治】长期应用，可防止脱发。

方二　柚子核治发黄脱落

【配方】柚子核 25 克。

【制用法】将柚核用开水浸泡约 1 昼夜。用核及核液涂拭患处，每日 2～3 次。

【功效主治】用治头发枯黄、脱发及斑秃。

方三　陈醋治脱发

【配方】陈醋 200 毫升。

【制用法】陈醋加水 500 毫升，烧热洗头，每早 1 次，宜常洗。

【功效主治】用治头发脱落、头皮痒、头屑多。

方四　首乌汤治脱发

【配方】制何首乌 24 克，熟地黄 15 克，侧柏叶 15 克，黄精 15 克，枸杞子 12 克，骨碎补 12 克，当归 9 克，白芍 9 克，大枣 5 枚。

【制用法】水煎服。

【功效主治】用治脱发。

 透骨草汤治脱发

【配方】透骨草 45 克。

【制用法】水煎，每日 1 剂，先熏后洗头，熏、洗各 20 分钟，洗后勿用水冲洗头发。连用 4～12 日。

【功效主治】祛风除湿，活血祛瘀。用治脂溢性脱发。

 何首乌粥治脱发

【配方】何首乌 30～60 克，粳米 100 克，大枣 5 枚，红糖或冰糖适量。

【制用法】用何首乌在沙锅里煎取浓汁去渣，放入粳米、大枣，文火煮粥，将成粥时加入红糖或冰糖，再沸片刻即可，每日服用 1～2 次。

【功效主治】用治脱发。

 干地黄治斑秃

【配方】干地黄 60 克，怀山药 60 克，枸杞子 60 克，女贞子 60 克，桑葚子 60 克，神曲 30 克，蚕沙 30 克，蜂蜜适量。

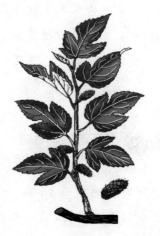

桑葚子

【制用法】研成细末，炼蜜为丸，每丸重 9 克。每日早、晚各服 1 丸，开水送服。

【功效主治】滋肝益肾，凉血消风。用治斑秃。

白 发

　　白发不包括老年性自然衰老后所致的白发，而指因遗传因素或某些疾病所致的早年性白发症。现代医学认为，白发症主要是毛发黑色素形成减少，由黑色素细胞形成黑色素的功能减弱，酪氨酸酶的活动减低所致。凡情绪过度紧张、用脑过度、忧虑、惊恐、神经外伤等都可能造成白发，此外，患慢性消耗性疾病时也可能出现白发。

 桐子首乌汤治白发

【配方】梧桐子15克，何首乌25克，黑芝麻15克，熟地黄25克。

【制用法】水煎服，代茶饮。

【功效主治】用治白发。

 枸杞首乌黑豆饮治少白头

【配方】小黑豆500克，枸杞子60克，何首乌30克，核桃12个，童便适量。

【制用法】先煎枸杞子、何首乌，再用煎汤煎小黑豆、核桃仁，然后加童便搅拌，阴干，每早、晚空腹服黑豆30个。

【功效主治】用治少白头。

 桑葚膏治须发早白

【配方】桑葚子、蜂蜜各适量。

【制用法】用纱布将桑葚子挤汁过滤，装于陶瓷器皿中，文火熬成膏，加适量蜂蜜调匀，贮存于瓶中备用。每服1～2汤匙，每日1次，开水调服。

【功效主治】养血脉，乌须发。用治头发早白、少白头。

 黑豆黑芝麻治白发

【配方】黑豆、黑芝麻各250克，何首乌60克，熟地黄20克，蜂蜜适量。

【制用法】炒熟研末拌匀，炼

蜜为丸，每粒大小如黄豆。每次服30～40粒，每天2次。

【功效主治】养阴补肾，乌发。用治白发。

石榴汁治白发

【配方】石榴适量。

【制用法】连同皮核捣烂取汁液，涂于须发上。

【功效主治】用治白发，能使白发渐渐变黑。

何首乌治青年白发

【配方】何首乌9克，生地黄9克，杭白芍9克，当归身9克，夏枯草9克，菊花9克，连翘9克，桑叶9克，黑芝麻30克，白茅根30克，牡丹皮9克，黑豆30克。

【制用法】先服汤药数剂后，按上方6付，共研细末，炼蜜为丸，每丸重9克，每次服1丸，每日服2～3次，温开水送下；或用大黑豆煮至半熟，上笼蒸，蒸后晾，数次即成，每日30克嚼食。

【功效主治】养血凉血，益肾清脑。用治青年白发或须发早白。

枸杞首乌治白发

【配方】枸杞子15克，何首乌15克。

【制用法】冲泡代茶服，每日1剂。

【功效主治】养阴补肾，乌发。用治白发。

生地桑葚治白发

【配方】生地黄30克，桑葚子30克。

【制用法】将生地、桑葚子共捣末，每次服3～5克，每日2～3次。

【功效主治】补肾乌发。用治白发。

方九 米醋大豆治白发

【配方】米醋500毫升，黑大豆250克。

【制用法】大豆用醋煮，去豆，再煎如糊状，染发。

【功效主治】本方治女性白发尤其好。

鸡 眼

鸡眼是一种多见于足底及足趾的角质增生物。呈灰黄色或蜡黄色，系足上较突出部分的皮肤长期受压或摩擦，发生局限性角层增厚，其尖端逐渐深入皮层，圆形基底裸露皮外，坚硬如肉刺，行走时因鞋过紧，或脚部先天性畸形，长期重心固定，使尖端压迫神经末梢，产生疼痛。

 荸荠葱白治脚鸡眼

【配方】荸荠1枚，葱白1根。

【制用法】将荸荠、葱白去皮，捣烂如泥。敷于鸡眼处，用卫生布包好。每晚睡前洗脚后换药1次。

【功效主治】用治脚鸡眼。

 葱白液治鸡眼

【配方】葱白液（即葱叶内带黏性的汁液）

【制用法】取鲜大葱，将葱叶头割断，用手挤其液。缓慢涂擦患处数次可愈。

【功效主治】用治鸡眼。

方三 紫果治鸡眼

【配方】紫果（鲜品）、食盐各适量。

【制用法】加食盐适量捣烂，先把鸡眼厚皮刮去后，用此药外敷患处。每日4～6次。

【功效主治】用治鸡眼。

方四 干蜈蚣治鸡眼

【配方】干蜈蚣30条，乌梅9克，菜子油或香油适量。

【制用法】将蜈蚣、乌梅焙干，共研细末，装入瓶内，再加入菜子油（以油浸过药面为度），浸泡7～10日后，即可使用。用时先用1％盐水浸泡患部15～25

分钟，待粗皮软化后，剪除粗皮（以见血丝为宜），再取适量药膏调匀，外敷患处，用纱布包扎，每 12 小时换药 1 次。

【功效主治】用治鸡眼。

 糯米治鸡眼

【配方】糯米 100 克，15％苛性钾液 250 毫升。

【制用法】用糯米泡入上液，隔 24 小时后捣成透明药膏。用胶布挖孔套在患处，保护皮肤，露出疣或鸡眼后，直接涂药，再盖胶布固定，3 日换药 1 次，脱落为止。

【功效主治】腐蚀。用治鸡眼、寻常疣。

 无花果治赘疣、鸡眼

【配方】未成熟的无花果。

【制用法】捣烂。敷于患处，每日换药 2 次，数日见效。

【功效主治】用治赘疣、鸡眼。

 五倍子治鸡眼

【配方】五倍子、生石灰、石龙脑、樟脑、轻粉血竭各 1 克，凡士林 12 克。

【制用法】各研细粉，调匀（可加温）成膏即成。先用热水泡洗患处，待鸡眼外皮变软后，用刀片仔细刮去鸡眼的角质层，贴上剪有中心孔的胶布（露出鸡眼），敷上此药，再用胶布贴在上面。每日换药 1 次。

【功效主治】用治鸡眼。

 半夏治鸡眼

【配方】半夏适量。

【制用法】研为细粉，先将鸡眼表面角化层用刀切破呈一小凹状，将适量半夏粉填敷后用胶布固定。

【功效主治】用治鸡眼。

 荔枝核治鸡眼

【配方】荔枝核、米醋各适量。

【制用法】将上药在太阳下晒干，或置瓦片上（忌用铁器）焙干，碾压成粉，用不加色素的米醋，混合如泥，即成。将上药涂抹患处，荔核粉泥须把周围僵硬的皮盖严，上附脱脂棉，用纱布包扎，每晚将脚烫洗后换药 1 次，轻者 3～5 日，重者 10 日均可治好。

【功效主治】用治鸡眼。

雀　斑

雀斑又名雀儿斑、雀子，是指皮肤暴露部位出现的褐色或淡褐色针头至黄豆大小的斑点，多见于女性，好发于面部，也可发生于颈部及手背部，只影响人的容貌。雀斑与阳光刺激有关，夏季表现更为显著。中医认为本病与遗传有关，多因肾水不足，火邪郁于经络血分，复感风邪凝滞所致。

 苍耳子治雀斑

【配方】苍耳子适量。

【制用法】将苍耳子洗净，焙干，研成细末。每次饭后服3克，每日3次。

【功效主治】祛风和血。用治雀斑。

 黑丑治雀斑

【配方】黑丑、鸡蛋清各适量。

【制用法】将黑丑研成细末，和鸡蛋清调匀备用。临睡前涂在患处及面部，早晨起床后除去。

【功效主治】用治雀斑，还可美容护肤。

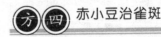 **胡萝卜治雀斑**

【配方】胡萝卜1.5千克，硼酸5克。

【制用法】将胡萝卜捣烂，用纱布榨取汁，加入硼酸可防腐，装瓶。每日用此汁涂患处3～5次，15日为1个疗程。同时常吃胡萝卜，对减少雀斑有好处。

【功效主治】用治雀斑。

方 四 赤小豆治雀斑

【配方】赤小豆适量。

【制用法】在锅中烤，然后研为粉末，与米糖混合，加入开水饮用。

【功效主治】祛斑美容。用治

雀斑。

 旋覆花治雀斑

【配方】旋覆花适量。

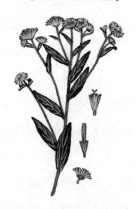

旋覆花

【制用法】将旋覆花去杂质择干净，每日以冲泡旋覆花的水洗脸。

【功效主治】祛斑美容。用治雀斑。

 桃花冬瓜籽仁治雀斑

【配方】桃花、冬瓜籽仁各等量，蜂蜜适量。

【制用法】桃花阴干研末，冬瓜籽仁研末，共同和蜂蜜调匀，每晚以此涂擦面部，次晨洗净。

【功效主治】理气活血，润肤祛斑。用治雀斑。

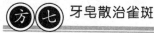 **牙皂散治雀斑**

【配方】猪牙皂角、紫背浮萍、白梅肉各等份。

【制用法】上共研为末，每日洗脸时搽洗，其斑自落。

【功效主治】用治雀斑。

 白牵牛治雀斑

【配方】白牵牛、甘松、香附、天花粉各30克，藁本、白蔹、白芷、白附子、宫粉、白及、大黄各15克。

【制用法】用肥皂500克捶粒，同药和匀。每日擦面。

【功效主治】用治雀斑、粉刺。

 玉容散治雀斑汗斑

【配方】潮脑、藿香、密陀僧、茯苓各30克，白芷15克，胡粉、天花粉各3克。

【制用法】上药共研为细末，每日用少许，临卧时水调搽面上，次早洗去。

【功效主治】用治男、妇雀斑、汗斑等症。

癣

癣主要包括头癣、手癣和脚癣等。

头癣是发生于头部毛发及皮肤的真菌病。表现为头发无光泽、脆而易断，头皮有时发红，有脱屑或结痂。结黄痂致永久性秃发的是黄癣，脱白屑而不损害毛发生长的是白癣，均有传染性。口服灰黄霉素有效，还应配合剃发、清洗和患处涂药；手癣是由于真菌侵犯手部表皮所引起的浅部真菌性皮肤病，多由足部传染而来，亦可直接发病。其临床特点是，初起紫白斑点、瘙痒，以后叠起白皮而脱屑，日久则皮肤粗糙变厚延及全手，本病入冬易皲裂疼痛；脚癣俗称脚湿气或香港脚，是由丝状真菌侵入足部表皮所引起的真菌性皮肤病，通过与患者共用拖鞋、脚布等传染。

 苦楝子治头癣

【配方】鲜苦楝子（打碎）适量。

【制用法】先剃光头，用苦楝皮煎水洗头后搽药。将苦楝子放在植物油内（最好棉籽油）熬煎，冷后用上面浮油搽头癣，隔天搽1次。

【功效主治】用治头癣。

 五倍子治头癣

【配方】五倍子30克，米醋120毫升。

【制用法】将五倍子煎汁，以米醋120毫升调和，涂患处，初觉痛，每日涂数次，连涂3日。

【功效主治】杀虫治癣。用治头癣。

 野菊花治头癣

【配方】野菊花适量。

【制用法】将野菊花根、茎、叶用清水洗净。按60克野菊花，1000毫升水的比例，放在锅里煮开 1～2 小时，去渣后用煎出的水洗头癣，洗时一定要把癣皮洗去，连洗 3 日。

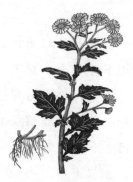

野菊花

【功效主治】解毒消肿，杀虫治癣。用治头癣。

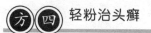
方四 轻粉治头癣

【配方】轻粉 3 克，冰片 5 克，硼砂 30 克，苦参 30 克，白鲜皮 20 克，土茯苓 20 克，黄柏 20 克，雄黄 20 克，蜈蚣 1 条。

【制用法】将后 6 味药加水 2500 毫升，煎至 2000 毫升去火；再加入前 3 味药搅匀即可。先熏后洗头皮 30 分钟，每日 1 次。

【功效主治】用治头癣。

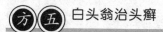
方五 白头翁治头癣

【配方】白头翁 60 克。

【制用法】水煎，洗患处，每日 1 次。

【功效主治】用治头癣。

方六 樟脑治头癣

【配方】樟脑 3 克，花椒 6 克，芝麻 60 克。

【制用法】共研为细末，头部洗净后涂患处，每日 2 次。

【功效主治】用治头癣。

方七 芦荟治头癣

【配方】芦荟 30 克，炙甘草 15 克。

【制用法】将芦荟晒干和炙甘草共研为细末，用热水将患处洗净，敷药粉于患处，连涂数次。

【功效主治】泄热导积，杀虫消炎。用治头癣。

方八 蜂房治头癣

【配方】露蜂房适量。

【制用法】将露蜂房洗净，焙干研末用猪油调敷。

【功效主治】祛风攻毒，散肿止痛。用治头癣。

白癜风

　　白癜风又称白驳风、白癜、斑白，是一种后天性的局限性皮肤色素脱失症。常因皮肤色素消失而发生大小不等的白色斑片，好发于颜面和四肢，常无自觉症状。白斑部皮肤正常，只有对称性的大小不等的色素脱失症状。病因不明，可能是一种酪氨酸酶或其他酶受到干扰的自身免疫性疾病，并且与遗传因素和神经因素有一定的关系。白癜风周边常可见黑色素增多现象，皮损大小、形状、数目因人而异，可发生于人体表皮任何部位。此病少数可自愈，多数发展到一定程度后长期存在，只影响容貌，不影响身体健康，可用染色剂遮盖，一般可不予治疗。

野茴香治白癜风

　　【配方】野茴香 222 克，除虫菊根、白鲜皮、干姜各 44 克，蜂蜜 1100 毫升。

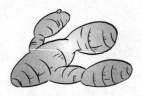

干　姜

　　【制用法】将蜂蜜倒入容器内，置沸水中溶化水浴，搅拌除沫；将上药共研细过筛之药面，徐徐倒入蜜内，充分搅拌成糊状，放置成膏。每次服 15 克，每日 3 次；10 日后，每次增加 5 克，一直加至 30 克，日用量 90 克，直至痊愈。

　　【功效主治】用治白癜风。

苦参治白癜风

　　【配方】苦参、盐各 0.3 克。

　　【制用法】上 2 味捣烂为末，先以酒 1 升煎至 108 毫升，入 2 味，搅匀，慢火再煎成膏，先以生布揩患处，令赤，涂患处。

　　【功效主治】用治白癜风、筋

骨痛。

 何首乌治白癜风

【配方】何首乌、荆芥穗、苍术米（淅浸 1 宿），焙干、苦参各等份。

【制用法】上药研为细末；用好肥皂角 1500 克（去皮、弦），于瓷器内熬为膏，和为丸，如梧桐子大。每服 30～50 丸，空腹时用酒或茶送下。

【功效主治】用治白癜风。

注：服药期间，忌食一切动风之物。

 硫黄治白癜风

【配方】硫黄 10 克，白茄子30 克。

【制用法】白茄子切片蘸硫黄擦患处，每日 1～2 次。

【功效主治】用治白癜风。

 红花当归饮治白癜风

【配方】红花 10 克，当归10 克。

【制用法】水煎，分 2 次服，每日 1 剂。

【功效主治】活血祛瘀。用治白癜风。

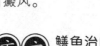 鳝鱼治白癜风

【配方】鲜活白鳝鱼适量。

【制用法】将鳝鱼洗净、晒干，放油中煎枯，取油外搽患处。

【功效主治】用治白癜风。

 当归柏子仁治白癜风

【配方】当归、柏子仁（去壳）各 250 克，蜂蜜适量。

【制用法】将两味分别烘干研细粉，炼蜜为 120 丸，每次 1 丸，每日服 3 次。

【功效主治】活血养血。用治白癜风。

 枯矾防风治白癜风

【配方】枯矾、防风等量。

【制用法】共研为细面，以鲜黄瓜切片蘸药面搽患处，每天2 次。

【功效主治】收敛，燥湿解毒。用治白癜风。

梅　毒

　　梅毒即杨梅疮，是一种主要通过性活动中梅毒螺旋体传染的性病。本病症状各种各样，时隐时现，病程持续很长，潜伏多年而无明显症状（隐性梅毒），也可由孕妇直接传给胎儿（胎传梅毒），少数患者通过病损部位接触或污染物的接触而患病。梅毒早期主要侵犯皮肤及黏膜，晚期可侵犯心血管系统及中枢神经系统，多发生于男女前后阴部，也可见口唇、乳房、眼睑等处。初起患部为粟米大丘疹或硬块，四周亮如水晶，破后成溃疡，色紫红无脓水，四周坚硬凸起，中间凹陷，常单发。

 红升丹治梅毒

　　【配方】红升丹、白凡士林各10克。

　　【制用法】混合后外涂患处，每日1～2次。

　　【功效主治】用治梅毒。

 白矾轻粉治梅毒

　　【配方】白矾、轻粉、儿茶、杏仁各3克。

　　【制用法】各研为末，和匀，猪胆汁调涂患处，每日2～3次。

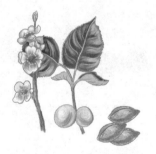

 杏仁

　　【功效主治】用治男女性梅毒。

 萝卜干治梅毒

　　【配方】萝卜干适量。

　　【制用法】烧黑研末，一次半茶匙，每日3次，用清水服。

　　【功效主治】用治梅毒。

方四 马齿苋治梅毒

【配方】马齿苋干品 30～60 克，鲜品 60～100 克。

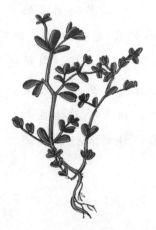

马齿苋

【制用法】水煎或酒水煎服，或外用。

【功效主治】用治梅毒遍身如癫、发背诸毒、顽疮、湿癣、白秃、丹毒等。

方五 甘草治梅毒

【配方】甘草 20 克，蜂蜜 30 毫升。

【制用法】甘草研为末，共为泥，敷患处，每日 1 次。

【功效主治】用治梅毒。

方六 地丁草治梅毒

【配方】紫花地丁、煅露蜂房、乳香、没药、升麻各 9 克。

【制用法】上药研为末，每服 15 克，酒调下。

【功效主治】用治梅毒日夜痛，不能行动。

方七 土茯苓治梅毒

【配方】土茯苓 11 克，木通、金银花、茯苓、防风各 3.8 克，川芎、大黄各 3.8 克。

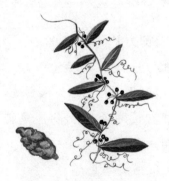

土茯苓

【制用法】上药用 800 毫升水煎至 540 毫升，每日 4～5 毫升，温服。

【功效主治】用治梅毒。

尖锐湿疣

尖锐湿疣是由病毒引起的性传播疾病，病原体是人乳头瘤病毒，多半通过性交感染，在上皮细胞内生长，温暖潮湿的环境更易繁殖。其好发部位在皮肤、黏膜交界的温暖湿润处，如阴部、肛周、阴茎等。初起为小而柔软的疣状淡红色丘疹，以后逐渐增大增多，表面凹凸不平，呈乳头样或菜花样，根部可有蒂，表面湿润，可因潮湿刺激浸渍而破溃、糜烂、出血。疣体巨大，可覆盖整个阴部。尖锐湿疣偶可见于生殖器以外的部位，如腋窝、脐窝、乳房、趾间等。

 马齿苋合剂治尖锐湿疣

【配方】马齿苋 60 克，大青叶 30 克，明矾 21 克。

【制用法】煎水先熏后洗，每日 2 次，每次 15 分钟。熏洗后，外用六一散 30 克，枯矾粉 9 克，混合后撒疣体上。

【功效主治】用治尖锐湿疣。

 马齿苋合剂治尖锐湿疣

【配方】马齿苋 30 克，败酱草、土茯苓、板蓝根、萹蓄、芒硝各 20 克。

【制用法】上药加水煎，取药

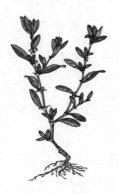

萹　蓄

液 500 毫升，倒入干净盆中，搽洗患处，然后再坐浴 10 分钟，早、晚各 1 次，1 周为 1 个疗程。

【功效主治】用治尖锐湿疣。

 黄芪治尖锐湿疣

【配方】黄芪、黄柏、苦参、

薏苡仁各 15 克。

【制用法】上药研细末，用竹板敷于患处，轻轻用力摩搽使药粉与患处紧贴。每次用 0.5～1 克，10 次为 1 个疗程。一般 1～2 个疗程可愈。

【功效主治】用治尖锐湿疣。

千金散治尖锐湿疣

【配方】千金散、青黛散、二妙散、三妙散各适量。

【制用法】外涂。

【功效主治】用治尖锐湿疣。

青黛治尖锐湿疣

【配方】青黛、苍术、黄柏各 40 克，花生油适量。

【制用法】上药共研细末，用花生油调匀，涂搽患处，每日 2 次。

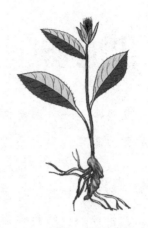

苍 术

【功效主治】用治尖锐湿疣。

黄连素粉治尖锐湿疣

【配方】黄连素粉 2 克，轻粉 1 克，冰片 5 克，薄荷脑 3 克，茶油 50 毫升。

【制用法】将上药共调成糊状，装瓶，以棉签蘸药点在患处（药不宜多），同时配合西医治疗。

【功效主治】去腐生肌，消炎止痒。用治尖锐湿疣。

带状疱疹

带状疱疹是一种由病毒引起的皮肤病，可发生于身体任何部位，但以腰背为多见。患者感染病毒后，往往暂不发生症状，病毒潜伏在脊髓后根神经节的神经元中，在机体免疫功能减退时才引起发病，如感染、肿瘤、外伤、疲劳及使用免疫抑制剂时等。本病好发于三叉神经、椎神经、肋间神经和腰骶神经的分布区，初起时患部往往有瘙痒、灼热或痛的感觉，有时有全身不适、发热、食欲不振等前驱期症状；随后有不规则的红斑、斑丘疹出现，很快演变成绿豆大小的集簇状小水疱，疱液澄清，周围绕以红晕；数日内水疱干涸，可有暗黑色结痂，或出现色素沉着；与此同时不断有新疹出现，新旧疹群依神经走行分布，排列呈带状；疹群之间皮肤正常。

 菊花叶治带状疱疹

【配方】菊花叶适量。

【制用法】将菊花叶洗净，捣汁，调白酒抹患处。

【功效主治】清热解毒。用治带状疱疹。

 青蒿治带状疱疹

【配方】青蒿草250克（1次量）。

【制用法】将青蒿草煎汤洗患处，每日洗3次。

【功效主治】清热凉血。用治带状疱疹。

 柿子治带状疱疹

【配方】柿子适量。

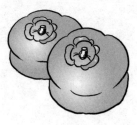

柿 子

【制用法】将柿子洗净绞汁，抹于患处，干时再抹，每日3～4次。

【功效主治】用治带状疱疹。

番薯叶冰片治缠腰龙

【配方】鲜番薯叶适量，冰片少许。

【制用法】薯叶洗净，切碎，同研细的冰片共捣烂。敷于患处。

【功效主治】解毒消炎。用治缠腰龙（带状疱疹）。

浓茶治疗带状疱疹

【配方】老茶树叶适量。

【制用法】研细末，以浓茶汁调涂，1天2～3次，治好为止。

【功效主治】清热解毒。用治带状疱疹。

蕹菜焙末治带状疱疹

【配方】蕹菜、菜子油各适量。

【制用法】蕹菜去叶取茎，在新瓦上焙焦后，研末，用菜子油调成膏状。患处用浓茶水洗净，

然后涂抹此油膏，每日3次。

【功效主治】清热凉血解毒。用治带状疱疹。

蜂胶治带状疱疹

【配方】蜂胶15克，95％酒精100毫升。

【制用法】将蜂胶加入95％酒精内，浸泡7日，不时振摇，用定性滤纸过滤后即得蜂胶酊。使用时用棉签蘸蜂胶酊涂患处，每日1次。涂药期间注意保持局部皮肤干燥。

【功效主治】解毒燥湿止痛。用治带状疱疹。

空心菜治疗带状疱疹

【配方】鲜空心菜适量。

【制用法】将空心菜去叶取茎，在新瓦上焙焦后，研成细末，用茶籽油搅成油膏状，在患处以浓茶汁洗涤，拭干后，涂搽此油膏，每天2～3次。约3～5后痊愈。

【功效主治】清热解毒。用治带状疱疹。

第**十二**章 DISHIERZHANG

美容偏方

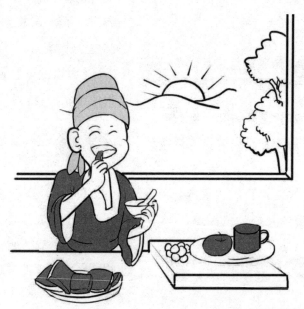

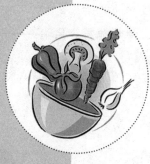

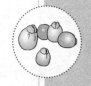

本章看点 ▼

- 减肥轻身方　● 润肤白面方
- 润发香发方　● 洁齿白牙方
- 祛斑洁面方　● 悦颜去皱方

减肥轻身方

减肥轻身方是指具有消肥减胖，使身体轻灵健美作用的一类方剂。其作用机制为健脾化湿、祛痰、利水、通腑、温阳、逐瘀。

使用减肥轻身剂时，应适当控制饮食，加强劳动锻炼，以巩固治疗效果。

 绿豆海带祛脂减肥

【配方】绿豆、海带各100克。

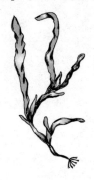

海 带

【制用法】煮食。每日1剂，连服见效。

【功效主治】对肥胖人有减肥作用。

 海带草决明祛脂减肥

【配方】海带10克，决明子15克。

【制用法】水煎，滤除药渣。吃海带饮汤。

【功效主治】祛脂降压。适用于高血压、冠心病及肥胖者减肥食用。

 白萝卜黄瓜减肥

【配方】白萝卜、韭菜、黄瓜、绿豆芽。

【制用法】任选1种或多种，按常法炒食、配制菜肴均可。长期食用，并尽量节制吃高脂肪食品。

【功效主治】白萝卜含有芥子油等物质，能促进脂肪类物质更好地新陈代谢，从而起到防止脂肪在皮下堆积的作用；韭菜含纤维素较多，有通便作用，能排出肠道中过剩的营养物；黄瓜含有丙醇二酸，能够抑制食物中的糖类在体内转化成脂肪；绿豆芽含水分较多，被身体吸收后产生热量较少，不容易形成脂肪堆积在皮下。这4种蔬菜很适宜肥胖者食用，常食可使人轻身减肥、体壮健美。

 饭前吃水果减肥

【配方】各种水果不限。

【制用法】饭前30～45分钟，先吃一些水果或饮用1杯果汁。

【功效主治】降体重，减肥胖。

 三花减肥茶

【配方】玫瑰花、茉莉花、代代花、川芎、荷叶等。

【制用法】每次服1包，放置茶杯内，用80～100℃开水冲泡(不要放在保温杯内，杯中温度不宜过高过长)，饮2～3次，一般在晚上服。如减肥效果不显，可

早、晚各饮1包。

【功效主治】宽胸利气，祛痰逐饮，利水消肿，活血养胃，降脂提神。用治肥胖症。

 黑白牵牛子减肥

【配方】黑白牵牛子10～30克，炒决明子、泽泻、白术各10克，山楂、制何首乌各20克，蜂蜜适量。

【制用法】将上药碾为细末，炼蜜为丸，如梧桐子大，早、晚各吞服20～30粒。

【功效主治】消食化瘀，减肥去脂。用治肥胖症。

 乌龙茶消脂减肥

【配方】乌龙茶3克，槐角18克，何首乌30克，冬瓜皮18克，山楂肉15克。

【制用法】将后4味中草药共煎，去渣，以其汤液冲泡乌龙茶。代茶饮用。

【功效主治】消脂减肥。适用于肥胖患者饮用。

润肤白面方

　　润肤白面方是指具有柔润皮肤、白皙面部作用的一类方剂。其作用机制为温通活血、祛风散寒、香泽膏润、白皙皮肤。

　　使用润肤白面剂时应尽量避免风吹日晒。

 黄瓜白面液

　　【配方】黄瓜 1 个。

　　【制用法】洗净，切成两瓣，捣取其汁，涂搽面部，10 分钟后洗去。每日 2 次。

　　【功效主治】润肤白面。用治面部黑斑。

 蔬菜浸醋祛斑增白

　　【配方】胡萝卜、白菜、卷心菜、南瓜、黄瓜各等量，醋适量。

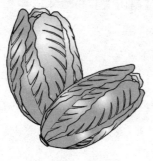

白　菜

　　【制用法】先将以上 5 种新鲜蔬菜洗净，放在盆内加少许盐压实，6 小时后加醋凉拌。经常食用。

　　【功效主治】祛斑增白。用治面部皮肤色素沉着。

 苡仁浸醋祛斑增白

　　【配方】薏苡仁 300 克，醋 500 毫升。

　　【制用法】将薏苡仁浸于米醋中，密封 10 日后即成。每日服醋液 15 毫升。

　　【功效主治】祛斑增白。用治面部皮肤色素沉着。

 蜂蜜醋养颜嫩肤

　　【配方】蜂蜜、醋各 20 毫升。

　　【制用法】将上 2 味加温开水

冲服。日服 2～3 次，久服效佳。

【功效主治】养颜嫩肤。用治皮肤粗糙、黝黑。

甘油米醋养颜嫩肤

【配方】甘油 1 份，米醋 5 份。

【制用法】将以上 2 味混合，涂擦皮肤。每日 2～3 次，久涂有效。

【功效主治】养颜嫩肤。用治皮肤粗糙、黝黑。

陈醋蛋清面膜润肤增白

【配方】鸡蛋 1 个，陈醋适量。

【制用法】先将鸡蛋浸于陈醋中 72 小时，待蛋壳变软后取出鸡蛋，取蛋清备用。每晚用软毛刷将蛋清均匀涂于面部，次日早晨用温水洗净。

【功效主治】润肤增白，除皱。用治面部黑斑、消除粉刺。

米醋洗面嫩肤

【配方】米醋适量。

【制用法】先用香皂（或洗面奶）洗脸，再用加醋的温水洗脸，然后用清水洗干净。常洗有效。

洗脸时要紧闭双眼，以免伤害眼睛。

【功效主治】养颜嫩肤。用治皮肤粗糙。

橘皮瓜子桃花增白抗皱

【配方】橘皮、白瓜子各 3 份，桃花 4 份。

【制用法】共捣筛为末。饭后用酒送服 1 汤匙（约 1 克）。

【功效主治】祛瘀活血，白嫩皮肤。

阿胶芝麻滋养美肤

【配方】阿胶 150 克，胡桃仁 100 克，黑芝麻 50 克，冰糖 200 克。

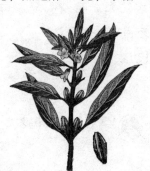

黑芝麻

【制用法】将上述几味均研末，混匀。早、晚空腹各服 1 匙。

【功效主治】驻颜美肤。

润发香发方

润发香发方是指具有使毛发润泽芳香作用的一类方剂。其作用机制为内以滋补肝肾、补血填精、荣养髭发；外以疏风清热、除垢洁发、香散润泽。

润泽毛发，关键在于保持人体脏腑气血旺盛、经络畅通。使用润发香发剂时，应常梳发、洗发，保持头发清洁卫生。

黑豆雪梨乌发

【配方】黑豆30克，雪梨1～2个。

【制用法】将梨切片，加适量水与黑豆一起放锅内旺火煮开后，改微火烂熟。吃梨喝汤，每日2次，连用15～30日。

【功效主治】滋补肺肾，为乌发佳品。

桑葚黑芝麻乌发

【配方】桑葚子（或桑叶），黑芝麻若干，蜂蜜适量。

【制用法】取适量桑葚子（或桑叶）洗净，晒干，研末与4倍的黑芝麻粉拌匀，贮存于瓶中；用时取桑麻粉适量，加入蜂蜜，揉成面团，再分成约10克重的小丸。每日早、晚各服1丸。

【功效主治】乌发养发。

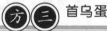**首乌蛋汤使须发黑润**

【配方】何首乌30克，鸡蛋2个。

【制用法】先将鸡蛋刷洗干净，沙锅内放入清水，把鸡蛋连皮同何首乌共煮半小时，待蛋熟后去壳再放入沙锅内煮半小时即成。先吃蛋，后饮汤。

【功效主治】滋阴养血。用治须发早白、脱发过多、未老先衰、遗精、白带过多、血虚便秘、体虚头晕，更适用于虚不受补者服用。

方四 菟丝子乌发美发

【配方】菟丝子、茯苓各 15 克，白莲肉 10 克，黑芝麻 15 克，紫珠米 100 克，食盐适量。

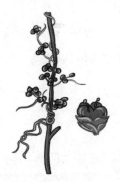

菟丝子

【制用法】将以上药物洗干净，与紫珠米加适量的水，在旺火上煮开后，移至微火上煮成粥，加少许食盐食用。

【功效主治】滋阴补肾，乌发美发。

方五 鸡苏香发

【配方】鸡苏。

【制用法】煮汁或灰淋汁（即先将鸡苏烧灰存性，再用棉布包灰于清水中，反复揉搓，让药物溶于水中），取汁洗头。

【功效主治】具有香发作用。

方六 芝麻乌发

【配方】芝麻、白糖适量。

【制用法】将黑芝麻洗净晒干，用文火炒熟，碾磨成粉，配入等量白糖，装到瓶中，随时取食。早、晚用温水调服 2 羹匙，也可冲入牛奶、豆浆或稀饭中随早点食用，或做馅蒸糖包，也可作芝麻盐烧饼。

【功效主治】养血润燥，补肝肾，乌须发。

方七 桂圆肉乌发荣颜

【配方】龙眼肉 10 克，莲子 15 克，大枣 10 克，粳米 50 克。

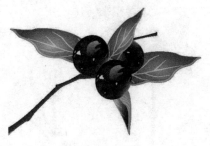

大 枣

【制用法】以 4 物共煮成粥，每日 2 次，连服 15～30 日。

【功效主治】气血双补，乌发荣颜。

洁齿白牙方

洁齿白牙方是指具有使牙齿洁白莹净作用的一类方剂。其作用机理为祛风清热、芳香避秽、洁齿涤垢。

使用洁齿白牙方时，应经常漱口、刷牙，保持口腔清洁卫生，并积极治疗牙齿及口腔各种疾患，避免大量吸烟、饮酒、喝茶、食糖等。

 升麻洁齿白牙

【配方】升麻 15 克，白芷、藁本、细辛、沉香各 1 克，寒水石（研）2 克。

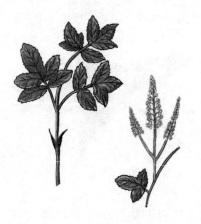

升　麻

【制用法】上药捣筛，每朝杨柳枝咬头软，点取药揩齿。

【功效主治】令齿香而光洁。

 浓茶漱口爽口洁齿

【配方】茶叶（红、绿、花茶均可）。

【制用法】开水冲泡，以浓为佳。漱口。

【功效主治】去油污，爽口腔，除杂滓。可使口腔清爽、提神醒脑。

方三 寒水石洁齿白牙

【配方】寒水石、白石英、石膏各 30 克，细辛、朱砂、沉香各 15 克，川升麻、钟乳各 30 克，麝香、丁香各 0.3 克。

【制用法】诸药捣细过筛为散，研令匀。每日早晨及夜间用

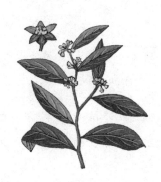

沉　香

以揩齿。

【功效主治】令齿光白。

 盐小苏打洁齿白牙

【配方】盐、小苏打各等份。

【制用法】将盐、小苏打调成牙膏，每周用 1～2 次。

【功效主治】使牙齿洁白。

 陈醋除牙垢、牙结石

【配方】老陈醋 1 瓶。

【制用法】每晚刷牙前，含半口食醋，让醋在口腔里蠕动 2～3 分钟，然后吐出，再用牙刷刷牙（不用牙膏），最后用清水漱净。一般 2～3 日见效，最多进行 8 次，即可除去牙垢、牙结石。

【功效主治】除牙垢、牙结石。

 盐杏仁洁齿防龋

【配方】盐 120 克（烧过），杏仁 30 克（汤浸去皮尖）。

【制用法】将药研成膏，每日用膏揩齿。

【功效主治】使牙齿白净，防龋。

 白矾除烟黄白牙

【配方】白矾适量。

【制用法】研细，用牙刷蘸此粉刷牙。

【功效主治】除烟黄，白牙。

祛斑洁面方

祛斑洁面方是指具有祛除各种色斑，使面部洁净光润作用的一类方剂。其作用机制为内以理气活血、疏肝清热、宣肺补肾；外以祛风活血、清热解毒、祛斑莹肌。

使用祛斑洁面剂应尽量减少或避免强烈日光照射，少吃辛辣燥热之物，保持心情舒畅。

 蜂蜜养肤化斑

【配方】蜂蜜（以天然的未经加工的为佳）。

【制用法】搅匀。涂于斑点处。

【功效主治】蜂蜜含有蛋白质、多种矿物质、天然香料、色素、有机酸、多种酶、多种维生素等，对治疗面部皮肤粗糙、黄褐斑、老人斑有一定的作用。

 芫荽（香菜）水治雀斑

【配方】芫荽（即香菜、胡荽带根的全草）适量。

【制用法】洗净后加水煎煮。用香菜汤洗脸，久用见效。

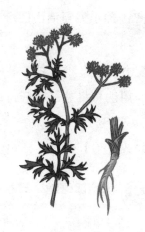

芫 荽

【功效主治】用治雀斑。

糯米膏祛雀斑

【配方】糯米 30 粒，生石灰半酒杯，碱面 6 克。

【制用法】先将碱用温水溶化，然后倒入石灰内拌匀成泥状，再倒入另一稍大的杯中，将糯米扎入石灰泥内 1/2，把石灰泥杯覆盖在潮湿地上，12 小时后，糯米已熟，将上半部熟米调匀成膏。用时针挑此膏点涂在雀斑上。涂后稍有痒痛感，约 10 分钟可消失。

【功效主治】祛黑消斑。用治雀斑。

 生杏仁洁面

【配方】生杏仁，鸡蛋清。

【制用法】生杏仁去皮，捣烂与鸡蛋清和，如煎饼面，入夜洗面干涂之，早晨以水洗之。

【功效主治】用治面上雀斑。

 杏仁蛋清美面消斑

【配方】杏仁、鸡蛋清、白酒各适量。

【制用法】杏仁浸泡后去皮，捣烂如泥，加入蛋清调匀。每晚睡前涂搽，次晨用白酒洗去，直至斑退。

【功效主治】杏仁含杏仁苷、脂肪油、杏仁油及葡萄糖等；蛋清含多种维生素、烟酸，都有促进皮脂腺分泌、滋润皮肤作用。用治面部黑褐斑及面暗无光泽。

 醋浸白术治雀斑

【配方】醋 500 毫升，白术 50克。

【制用法】用醋浸泡白术 7日。以醋涂擦面部，每日数次，应连续使用。

【功效主治】消斑洁面。用治黑斑、雀斑。

 茯苓膏洁面消诸斑

【配方】茯苓、蜂蜜各适量。

【制用法】将茯苓研成细粉，加少许蜂蜜搅拌调成膏状。每晚洗脸后以膏涂面，次晨洗去。

【功效主治】用治面色暗黑、雀斑。

悦颜去皱方

悦颜去皱方是指具有悦泽容颜、除去皱纹作用的一类方剂。其作用机制为内服补益气血、调理脏腑；外用疏通经络、营养肌肤。

悦颜去皱方的外用品多具有一定化妆作用，须注意其颜色的调配，使用时，一般先试洗或涂一小块于不显著部位，以防过敏反应。悦颜去皱应以补益气血、滋养脏腑为主，不能只偏重于外用品的使用。

方一 干枸杞益面防皱

【配方】干枸杞子 250 克，白酒 500 毫升。

【制用法】枸杞子放入小口瓶内，加入白酒、密封瓶口，每日振摇 1 次，7 日后开始饮用，边饮边添白酒，每日晚餐或临卧前随时饮用，不会饮白酒者，可用葡萄酒。

【功效主治】补虚损，长肌肉，益面色，防皱纹。

方二 鲜芦笋养颜防皱

【配方】鲜芦笋 1 枝，胡萝卜、苹果、芹菜各 100 克，柠檬汁 20 毫升。

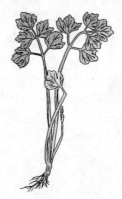

芹菜

【制用法】芦笋、胡萝卜、苹果、芹菜洗净，切碎，榨汁去渣，与柠檬汁混合搅拌匀。饮用。

【功效主治】容颜养肤，抗皱增白。

莲子去皱白面

【配方】莲子、芡实各 30 克，薏苡仁 50 克，龙眼肉 8 克，蜂蜜适量。

【制用法】各药加水煮 1 个小时后食用。

【功效主治】消除皱纹，白面美容。

 鸡子润肤白面防皱

【配方】鸡蛋 3 个。

【制用法】酒浸鸡蛋，密封 4～5 日即成，用时，取其蛋清敷面。

【功效主治】润肤，白面，减皱。

 栗子润肤展皱

【配方】栗子上薄皮，蜂蜜适量。

【制用法】研为末，用蜜调和，涂面。

【功效主治】活血润肤，展皱。

 桃花润肤去皱

【配方】桃花、荷花、芙蓉花各适量。

【制用法】春取桃花，夏取荷花，秋取芙蓉花，冬取雪水煎 3 花为汤，频洗面部。

【功效主治】活血润肤，去皱。

 桃仁去皱益颜

【配方】桃仁（汤浸去皮尖、研如泥）不拘多少，蜂蜜少许。

【制用法】用研烂之桃仁加蜜少许，用温水化开，涂摩面部，后用玉霄膏涂贴。

【功效主治】活血润肤，去皱益颜。